海外館藏中醫古籍珍善本輯存（第一編）

第十六册

劉金柱 羅 彬 主編

醫籍考（七）

U0358836

廣陵書社

醫經醫理類

醫籍考（七）

卷六十五—七十五

〔日〕丹波元胤 編寫

醫籍考卷六十五

東都　丹波元胤紹翁　編

方論四十三

馮氏兆張錦囊秘録

二十卷

存

自序曰：大哉醫道之不可不知也，慎哉醫道之不可不深知也。人不知醫，則養生之道何以明，良相之心何以濟。然知之而不深，其患也甚。病有虚虚實實之變，法有正治從治標本攻補先後之宜，識認不清，龍雷者治作實火，中空者治作餘、血虛作楚治作風邪外束、火冒頭疼、治作太陽受寒、腎虛作瀉治作脾胃内傷、燥澁膈噎治作痰火鬱滯、無根脫氣上衝治作有餘消導、腎虛奔豚遊痛、治作血塊峻攻、以至脾虛困倦之瘧疾、誤爲肝强而削伐、勞傷虛襲之微邪、誤爲傷寒、而重疎困倦内傷之微滯、誤爲傷食而重攻、且外微熱而裏和、思食少少進、食何妨、因微熱而嚴禁之、每多餓死之寃、表氣虛而畏寒、怕風、微微養衛、最宜疑外感而遽汗之、尚有亡陽之歎、不顧本而徒顧標、標未盡而本先拔、縱標盡而何功、不切脉而惟問候、候有誤而脉無虛候、若畏而何據守千古以上之成方、奈千古以下之人、病情不合、讀萬載流傳之證論，嗟萬載流傳以下，厚薄迥殊，本厚者何妨忘本攻邪，本淺者理宜顧主逐客。凡此種種，察治稍乖，安危頓異，豈不難哉？况男婦之治不同，少長之候有别，先哲云：寧治十男子，莫治一婦人；寧治十婦人，莫治一小兒。蓋言其診治之更難也。何則？凡治病有望聞問切四法，若嬰孩一見生人，定聲啼色變，若是則聲不得其平，色不得其正，而望聞之法廢矣；饑飽未知，痛癢莫曉，欲問其所苦，詢其所由，莫得一二，且脈氣未全未固，嬉戲之餘，脈因而動，寧息之際，脈因而静，則問切之法又廢矣。四法既廢，察治實難，自非受治精微，闡明至理，視於無形者，安得臨證別有一種玄機洞見五內而極得心應手之樂口不能言之妙哉張自業醫以來日夕兢兢常思人命最重所任匪輕況寄蜉蝣於六合得天地好生之德以有生敢不體天地好生之德以濟人奈資稟庸拙不學心聾徒懷濟世之至誠深媿測海之淺見然要之見雖淺而念則誠計唯圖盡吾心而已是殫心謀纂雜證大小合參痘疹全集內經纂要藥性合參以及女科外科脈訣諸書計共二十餘篇凡歷三十載而始竣自今聖天子道德性成萬庶均歌堯舜慈愛念切群黎遍頌羲黃奈張衰老殘疾既不能少効蟻力敢不復仰體天心謹抒野人管窺之見少佐醫林大學之觀惟冀高明愛我摘其疵而

明教之幸甚旹康熙歲次甲戌夏六月既望後學馮兆張謹識

張氏（璐）醫通

十六卷

存

自序曰齊一變至於魯魯一變至於道道之興廢靡不由風俗之變通非達道人不能達權通變以挽風俗之隤弊也今夫醫道之變至再至三豈特一而已哉余生萬曆丁巳於時風俗雖漓古道未泯業是道者各擅專科未嘗混厠而治也甲申世變黎庶奔亡流離困苦中病不擇醫醫隨應請道之一變自此而始當是時也煢煢孑遺託跡靈威丈人之

故墟賴有醫藥種樹之書、消磨歲月、因循十有餘載、身同匏繫、以著書自娛、歲己亥、賦歸故園、篋中輯得方書一通、同名醫歸、大都脗合準繩、其間彙集往古傳習諸篇、多有不能暢發其義者、次第以近代名言易之、草創甫成、同人速予授梓、自揣多所未愜、難以示人、僅以傷寒纘緒二論、先行問世、頗蒙宇內領之、壬寅已來、儒林上達、每多降志於醫、醫林好尚之士、日漸聲氣交通、便得名譟一時、於是醫風大振、比戶皆醫、此道之再變也、嗟予固陋、不能與世推移、應機接物、而外時與先聖晤對一堂、無異手提面命、遞年已來、賴禿半牀、稿凡十易、惜乎數奇不偶、曩因趨赴孝伯耿公之招、携至雲川公署、失去目科一門、先是內姪顧惠吉持去痘疹一冊、久假不歸、竟成烏有、知機不偶、已將殘編置之高閣、無復行世之心矣、近聞懸壺之士、與垂簾之侶、互參恒德之術、聖門之教、無違炎黃之德、不顯道之三變、匪特自今、吾於志學之年、留心是道、迄今桑榆入望、歷世頗多、每思物壯則老、時盛必衰、欲挽風俗之隤弊、寧辭筆削之罪、知因是仍將宿昔所述之言、從頭撿點、爰命倬兒補輯目科治例、志兒參入痘疹心傳、足成全編、易以通名、標諸籤額、書未竟、適逢客至、隨手閱函而語曰、在昔韓氏醫通、名世已久、子亦以是名、得無名實相混之慮乎、予謂不然、吾聞元氏集名長慶、白氏之集亦名長慶二集並驅，後世未嘗因名混實矣，必拘拘於是耶？客莞爾而退，遂以醫通定名。迺夫三變之術，法外之法，非可言語形容也。康熙乙亥季夏，石頑張璐時年七十有九。

四庫全書提要曰：張氏醫通十六卷，國朝張璐撰。璐字路玉，號石頑，吳江人。是取歷代名家名論，彙次成編，門類先後，悉依王肯堂證治準繩，方藥主治，多本薛己醫案、張介賓景岳全書，而以己意參定之。凡古來相傳之說，稍有晦滯者，皆削不錄；其辭氣未暢者，皆潤色發揮，務闡其意。康熙乙酉，聖祖仁皇帝南巡，璐子以柔以璐所著本經逢原、診宗三昧、傷寒纘緒論及此書彙輯恭進，得旨留覽。考璐自序，是書初名醫

歸、未及刊行、佚其目科痘疹二册、晚年命其子以倬、重修目
科治例、以柔重輯痘疹心傳、補成完帙、改題此名、時韓氏醫
通已久行於世、谿書名與相複、自序謂元氏集名長慶、白
氏集亦名長慶、未嘗混也、今刊氏題張氏醫通、蓋亦別
於韓氏云、

鄭氏兼山論證瑣言

未見

尤侗鄭兼山墓表畧曰、鄭之先昉自宋武顯大夫邑踔南
渡、賜田松陵、子孫留外家李氏帶下醫、七世祖海官太醫承
事、即始卜居長洲之吉田里、門前纍卷石爲小圃、至今稱僻

山鄭氏、而其子孫、亦世以山爲號云。以予所見、有保御三山公君之祖也、孝子青山君之父也、昔太倉吴梅村祭酒嘗表保御之墓、而爲孝子誌銘、述其行誼甚詳、可謂信而有徵矣。君之少也、攻經生家言、以早失怙恃、未遑卒業、卒習保御之傳、保御爲醫、有大名于三吴、不減古之秦越人、太倉公、以孝子之歿、未有替人、君乃蹶然代興、家聲賴以不墜、是保御之有君、猶康成之有小同也、君孝子所自出、繦抱于君昭伯爲後、嚴孺人其節母也、君入則奉節母之養、出則承孝子之教、保御左提而右挈之、一門之内、訢訢如也、君族祖桐菴先生以名孝廉隱居教授、君執經問業、多所發擭、先生雅器重之後雖折肱手不釋卷嘗以所受書教其子焯中夜爲講禹貢條委甚悉君故醫而儒也至其考究難經素問金匱禁方保御未嘗數數然有所指授也而君宿患妙解以意得之雖遇疑疾投之輒愈居恒記其所驗治者一歲幾倆更僕難數有如淳于意之對文帝者所著書有論證瑣言及先天水火賡嗣諸論其亦太史公所謂守數精明修序弗易者矣良齋倦藁

按蔣示吉醫宗說約參閱姓氏有鄭櫛蒹山

吳氏仲朗醫驗遺書

未見

方象瑛序曰：內父仲朗先生生世胄，文行藉藉庠序間。業醫者比也，先世廉憲公精醫蘊，翁父比部公繼之，皆以施方濟物爲志。翁習聞家學，綜群書而神明之，蓋殫心者三十年矣。翁之言曰：儒者之醫，先明氣運。啓禎之際，人體多熱，宜用清涼；近今以來，人性多寒，宜用溫補。且服熱而誤，十可救九；服寒而誤，百無一生。故其按脈製方，不必與證對，而施治之要，惟以培元氣、固脾土爲本。蓋土者五行之母，氣者諸陽之總，母壯則子盛，陽生則陰長。持論有最精者，時醫莫不心誹之。然翁施治立應，全活歲數百人。或者謂翁生平所用，率本理中、異功而權衡之，得無偏於燥烈，而不知非偏也。予嘗見其白痢用芩連、赤痢用姜桂、目疾宜寒矣、而参附奏功、胎產宜温矣、而石膏獲效、神明變化、初非執一道以爲功、蓋意不前定、以理之所存爲意、此乃所以善用其意也、翁初未嘗著書、已過予視痘疹、勸其立說垂世、始彙生平治驗、冠以論辨、甫及半而歿、總十八篇、危難雜證、尚未屬草、而神明變化之用、大略可以類推、使稍假以年、振聾聵而起夭札、豈淺鮮哉、雖然趙括讀父書而喪師、荆公用周禮以亂宋、天下之事、莫不皆然、徒守翁遺編、而不能神明其参附之誤、與庸醫等耳、吾安得起翁九原、而與之謀利濟哉、留青採珍集

郭氏濟世傳詩括靈方

未見

自序畧曰予家自宋南渡以壯丹仙方得賜國姓稱趙郭至今代有名醫其方多所施驗余弱冠負病喜攻方術每竊閱宗黨諸長老之言及博攷張劉李朱四先生之論爲之析同異極變化求所爲一證一方以立權度于萬世蓋嘗嘆窮理之難而思簡方之便之不易易也因出家藏秘本詩括靈方手自參較梓以行世復于原方首末備書治病主用診候脈證藥味君臣詳悉靡遺殆將以昭先業示來學既不詭于素難二書復易通乎 虹映堂集

錢氏煌醫學辨謬

未見

姚際恒曰吾友桐鄉錢曉城煌著有醫學辨謬一書分別仲景書之真僞兼論醫家源流雖議論不無過高使世俗驚駭然理自不可易誠爲醫家獨闢生面者也今其書藏于家 古今僞書考

景氏日昉嵩崖尊生書

十五卷

存

弁言曰予自丱角時治周易稍長以先孺人寢疾從事岐黄之學又數年讀難經本義已而讀内經靈樞素問諸篇恍然

於醫易之同原也、今夫天地間、不過此陰陽動靜之理、消長變化之機、在天地與人身原無二致。乾坤之闔闢、即人身之呼吸、晝夜之潮汐、即人身之脈息。故內經言五運六氣、而民病因之、夫易以道陰陽、伏羲八卦、分兩儀之體象、文王八卦、明五行之精微、對待流行、交感錯綜、凡天地間之有形有氣、有體有質、其變化不測盡之矣、乾盡於午、坤盡於子、當二至之令、為天地之中、而左右以判、人身之左右、所以有升有降也、離盡於卯、坎盡於酉、當二分之中、為陰陽之半、而上下以分、人身之上下、所以別清別濁也、圓圖象天、其陽在東南、故天不足西北、人身之耳目、所以左明於右也、方圖類地、其剛在西北故地不滿東南人身之手足所以右強於左也要之人身之配天地不過此一陰一陽之道而醫理之贊化育不過此爲升爲降之理微陽宜養而亢龍有悔微陰宜惜而堅冰可畏所以陽極則熱陰盛則寒微者甚之基盛者衰之漸故上工不治已然治未然也宜降不宜升者防剥之再進宜升不宜降者培復之始生畏剥所從衰須從觀始求復之漸進宜向臨行蓋不易以立其體而後變易以致其用不通變不足以知常不守常亦不足以達變易醫之理括於此矣業醫者誠能融會内經合之四聖之書則陰陽聚散剥復消長一以貫之運一尋之木轉萬斛之舟撥一寸之機發千鈞之

豎易危爲安轉亂爲治所謂天地好生之心聖賢仁孝之精也非窮理盡性格物致知不足與於此矣夫醫之有靈樞素問猶儒之有六經和緩慶意諸大家皆能窺見奥微脗合經旨故其書傳自内經不列于學官儒者斥爲小道薦紳家無稱述之者一二粗工不過以索方書求糟粕爲絶技故世人不死於病而死於醫亦不死於醫乃死於聖經之遺亡也余固研心有年畧見大意聊次其所及知及素所聞見者敘述爲篇其於易醫同原之理或亦有一解云爾康熙丙子年八月既望嵩崖景日昣東陽氏識

四庫全書提要曰景日昣字東陽登封人康熙辛未進士

官至戶部侍郎、史部地理類存目說嵩註

亡名氏醫師秘笈

二卷

存

申贊皇序曰、秘笈一書乃滇南雲州學博李君九臯之祖上發公作令山東聊城時、有隱君子流寓其地、爲人治病、多奇效、乃父言恭公延之再三、其人誓不入官衙、後感其誠、出是書以授曰、讀此可以爲良醫矣、次日其人即去、蓋隱者之秘笈也、乾隆四十二年、順寧太守佛尼勒捐資刻成、余適遊宦滇南、因得之、余觀是書所言、以太極陰陽河圖洛書先後天

之理闡素問靈樞難經金匱之旨發前人所未發實醫道之
根源而其脈證經藥又簡而明切而要誠渡世之寶筏也同
志者勿忽諸

陳治證治大還
四十卷
存

李氏書雜證要訣
二卷
存

治痧要略

二卷

存

端木氏縉醫學彙纂指南

八卷

未見

四庫全書提要曰右國朝端木縉撰縉字義標當塗人是書成於康熙丁亥摘取古今醫書薈萃成帙每病之下先詳脈理次病因次現證次治法頗爲明析惟於素問五運六氣拘執過甚未免失於泥古又第七卷所列醫案惟載近人治驗而古法一概不録雖醫貴因時又不免局於目見矣

錢氏峻經驗丹方彙編

一卷

存

俞氏焕丹方類編

一卷

存

自序畧曰、余嘗謂人生而無濟於人者、君子之謂虛生、苟徒自爲調攝、而秘藏不以告人、則黄帝岐伯之術、何以流傳至今、而盧公扁鵲何以有不自毀兩之説哉、故嘗與大兄爾从仲兄彦方、精選藥料、必製丸散、若寸金丹、催生丸、及太乙靈膏、普施廣、送、毫不取其直此固遠邇所感知者、然猶以爲傳藥不如傳方、蓋傳藥則吾一家能辨、而傳方則人人可辨也、乃網羅舊聞、搜拾新編、幾費揀擇、而後付剞劂、將以布諸海內、俾遠鄉僻壤之家、咸得一目了然、思所以預防而療治之、以無負余意、其有未曾經驗者、概不收録、書既成、仍顏之曰丹方類編、蓋吳門錢青掄先生、舊有此書、沈子懷玉曾爲重梓、而徐子鎔與慕璟吳尚采諸公、皆有序、余往求原本不可得、倩友抄録一通、今踵刻多方、另爲開雕、而仍用其名者、不敢忘其所自也、且亦遂余稟遵庭訓、與人爲善之素志也、故序數言於簡端、以告當世之閲是編者、周朗序曰余不敏少所指授弗能爲良醫竊意濟人利物之事隨在可行居嘗與四方君子咨諏藥石又嘗周歷吳越諸邦所在延訪古先名手醫方若干彙爲一册試之較效用之通神私竊自喜藉此可以利物濟人矣比年秋謀付梓人流之於世適新安俞君曉園重刻經驗丹方類編余既重樂此書之大有利濟於人物也余正重樂此書之適相浹洽於鄙衷也爰揀生平編集奇方一册附刻於後夫故未敢妄附於爲良之列亦用自托於一朴存心之意云

劉氏聞名醫統管見

未見

孫氏偉經驗藏書

二卷

未見

良朋彙集

五卷

存

亡名氏序畧曰：燕山孫子，慷慨好義士也，諱偉，號望林，今行年七十有六，自述幼因貧家，父兄教以錢行糶米爲業，頗不愿意，留心方術，施藥濟人，年二十許，涉歷江湖，流寓楚之常山，賣藥數載，思歸故里，遂于崇文門内懸壺二十餘年，每見

童于當代之王公大人延請招致迨無虛日後又進内院供
事十四年在方畧館沾恩授貴州關山嶺官驛因年近古稀
隻身萬里告職還里有五十年行道所積之方集成二卷名
曰經驗藏書將版駝進京城刷印三千餘部行世偉自說近
日又得許多奇方可惜無傳吴德老憫公之志曰新書之賣
幾何首舉者屬余爲公前驅同友官中情愿相帮任如之大
家作此功德故爾同一發心刋刻藥書一部五卷分金木水
火土名標曰良朋彙集此書不踪別書不言脉理不繒文法
皆大家與衆人所有經驗應手家藏海外異人種種秘方傑
集成書雖不能以理言動高明用方救人效在須刻雖隔山

一照其病即靈用藥無不效也誠信然耳燕山黄子聞其說而嘉之愚昔歎良友劉子彚集古今方書脉理經絡藥性病機無不備載名曰醫統管見繕寫成書宛然如昨撫舊帙而大息感遺物而興懷則於孫子是書也知爲濟物利人登俗仁壽之至意云

吳氏世昌 奇方類編

二卷

存

董氏紀 正誼堂課餘

二卷

未見

鳳陽縣志曰董紀字仲修丹徒人幼多病於諸方書無不讀病既愈醫亦精康熙末盧鳳道鮑鈴延至鳳陽遂占籍爲性恬靜工書善寫蘭著正誼堂課餘二卷論證九十三條經三十年而後脫藁一時推重

蔡氏溥抱白集

未見

醫統

未見

鳳陽縣志曰蔡溥字公濟善醫所著抱白集醫統藏於家卒

年八十四、

沈氏國柱醫通

四十卷

未見

淳安縣志曰、沈國柱字公任、其先越之山陰人、來寓邑東蔡坡、徙居賦溪、遂一家焉、國柱妙解經脉、病必理其本、處劑不過數種、或直用古人傳方、輒效、然至其隨手之變、則又自用我法、往往以意之、嘗取黃帝脉書爲宗、而旁引諸所論疏通證明之、著爲醫書四十卷、青溪診籍一卷、有以病請、不因寒暑豐嗇爲去留、國朝雍正中、嘗與鄉飲賓筵、蓋亦今之越人也、

青溪診籍

一卷

未見

王氏紳表醫方解

未見

桉右見于建德縣志

趙氏世熙河洛醫宗

未見

桉右見于嘉定縣志

汪氏光爵醫要

未見

唐太烈曰，汪纘功名光爵，號學舟，大學生，屢試不售，考授州同知，遂業醫，治病多奇中，載在吳縣誌及蘇州府醫學誌，年五十六歲，歿於康熙五十七年，著有醫要若干卷，未梓行世，而同學多有傳抄爲秘本者。吳醫彙講

何氏鎮家傳集效方

二卷、

存

濟生邃論

十八卷

未見

原病式

未見

桉右二書見于本草綱目必讀類纂

李氏延昰醫學口訣

未見

桉右見于曝書亭集高士李君塔銘

年氏希堯集驗良方

六卷

存

自序曰予素不喜醫而姓好覽方書凡河間東垣諸名家著作無不取而遍觀之而尤嗜集良方耳目所覩記友朋所傳說悉一一舉而錄之私之篋衍中間或遇病者則出以療之亦無不隨試輒效由是愈益嗜之如是者三十年矣癸卯春宦游五嶺土地卑濕山川鬱蒸居斯土者往往以疾疢是虞廷尉梁君適觀察是邦因惠予集驗良方三卷予取而讀之見其論病則抉夫源用藥則歸于正凡病皆有方方皆已驗是誠萃河間東垣之精英而非世之承陋傳訛者可比心甚善之意欲廣刷千百本流布人間越半歲梁君晉秩廷評琴鶴北上板亦隨之度嶺此願竟未酬也甲辰長夏檢集篋殘

得舊録方書一本其爲梁君所刻者什之三未刻者什之七恐其久而零落也因合梁君之書併而梓之以酬向日之願刻既成將識其緣起因思大涅槃經新醫舊醫之說而深有感焉夫舊醫新醫之所用者皆乳藥也當王之初病也新醫禁舊醫之乳藥國中欲服者當斬其首而王病愈及王之復病也新醫占王病仍應服舊醫之乳藥而王病亦愈夫舊醫之治病也不辨風熱寒温悉令服乳新醫之厲禁之宜也迨王之熱病作也非乳不起而新醫之所以除病者即所禁舊醫之乳藥而已今所刻諸方舊醫之乳藥也用者能神而明之則在在皆爲新醫之乳藥矣若捨舊醫之乳藥而欲别求新

醫之亂藥雖謁大自在天而求之豈可得耶因識其語于簡端并以貽梁君以爲何如也雍正二年夏五廣寧年希堯書於五羊官署

程氏國彭醫學心悟

五卷

存

自序曰古人有言病臥于牀委之庸醫比於不慈不孝是以爲人父子者不可以不知醫雖然醫豈易知乎哉知其淺而不知其深猶未知也知其偏而不知其全猶未知也以卑鄙管窺之見而自稱神良其差誤殆有甚焉予少多病每遘疾則

纏綿難愈、因爾酷嗜醫學、潛心玩索者有年、而四方求治者
日益繁、四方從游者日益衆、然此衷常懔懔危懼、凡書理有
未貫徹者、則晝夜追思、恍然有悟、即援筆而識之、歷今三十
載、殊覺此道精微、思貴專一、不容淺嘗者問津、學貴沈潛、不
容浮躁者涉獵、蓋以上奉君親、中及僚友、下逮卑幼、性命攸
關、其操術不可不工、其處心不可不慈、其讀書明理、不至於
豁然大悟不止、爰作是書、以教吾徒、而名之曰醫學心悟、蓋
警之也、然心悟者上達之機、言傳者下學之要、二三子讀是
書、而更加博覽群言、沈思力索、以造詣於精微之域、則心
如明鏡、筆發春花、於以拯救蒼生、而藥無虛發、方必有功、仰

體天帝好生之德、修證菩提普救之念、俾閭閻昌熾、比户安和、永杜夭札之傷、咸登仁壽之域、豈非業醫者所深快乎、況爲父者知此、可以言慈、爲子者知此、可以言孝、以之保身而裕如、以之利人而各足、存之心則爲仁術、見之事則爲慈祥、尤吾道中所當景慕也、二三子識之、予日望之、峕雍正十年孟春月吉旦、天都普明子程國彭鍾齡自序、

王氏子接絳雪園古方選註

三卷

存

自序曰、嘗讀周禮、疾醫掌養萬民之疾病、以五味五穀五藥

養其病以五聲五氣五色眡其生死歲終則各書其所以入於醫師葢至愼也顧通其學實難苟師心自用而不準乎古人之成法患在不學泥一成之法而欲强人之病以就其說患在膠執二者交譏其於醫道日以傎矣余制舉之餘從事於醫乃學者二十餘年燃松繼晷研尋古訓所撰脈色本草傷寒雜病一書自謂有得迄年逾五十始窺古聖賢奧乃知從前急於著書尚覺鹵莽深自愧悔盡付之火然立言明道之心至老未能或忘遡上古神農辨藥性軒岐著靈素伊尹巫咸作湯液扁鵲解八十一難皆醫中上聖莫或儷爲至東漢張仲景著書一十六卷其傷寒論中明六經治病

採擇祖方凡成一百十三方三百九十七法處方則一成而不易用法則萬變而不滯上紹軒黃下開來哲猶馬遷之於文子美之於詩平原之於書可謂兼先聖之長集醫學之大成者乎厥後唐王冰始有註釋宋錢仲陽發議論迨成無己有方解吳鶴皋有方攷柯韻伯有名賢方論國朝汪訒菴則集衆說而成註述相祖述輔翼前人厥功偉矣獨於方之有矩法之有規猶鮮有旁推交通之者夫用藥之道等於用兵廢孫吳之法而曰我善爲陣我善爲戰烏合之衆其不足爲節制之師也明矣然車戰之制房琯用之而卒以致敗則神明變化之用終有未盡也余不敏竊選古方之合於三方四

制十劑者爲之顯微闡幽申明其方之中矩法之中規剛柔有變約制有道治三焦則分大小之劑處銖兩則分多寡之數其間辨五行之生化察天時之溫嚴審人事之陰陽虛實與夫藥性之君臣佐使無不調而劑焉所謂運用之妙存於一心皆古人未發之蘊而猶不敢參以臆說也蓋醫之精義皆具於書顧世人習焉而不察耳因釐爲三卷上卷獨明仲景一百一十三方三百九十七法中下二卷發明內科女科瘍科幼科眼科及各科之方末附雜方藥性名曰古方選註雖不敢謂有當立方之業然古人之書本可以不朽而余得疏通推闡於後則質之古人或不至以余言爲繆盭而於周

禮疾醫之旨，殆亦有合也夫，遂書之以為序，雍正十年九月望後六日，古吳王子接晉三序，

四庫全書提要曰：絳雪園古方選註三卷，國朝王子接撰，子接字晉三，長洲人，自古集經方者，不過註其圓其散，主治某證而已，其兼論病源脉候者，已不多見，至於制方之意，則未有發明之者，迨始有醫方集解，然所見較淺，亦未盡窺運用之本旨，是書所選之方，雖非秘異，而其中加減之道，銖兩之宜，君臣佐使之義，皆推闡其所以然，前有自序，稱薈為三卷，上卷獨明仲景一百一十三方，三百九十七法，中下二卷，發明内科女科外科幼科眼科及各科之方，末附雜方藥性

以書按之則和寒溫汗吐下六劑及內科以下諸科上中下三品本草俱各自爲帙不題卷數蓋其門人葉桂吴蒙等所分非子按之舊也今仍定爲三卷以還其舊所得宜本草則附於末焉

陶氏承熹惠直堂經驗方

四卷

存

自序曰昔倉公挾方術周行天下歷久而術益工方益多是知治病不可無方而方尤不可不蓄之富也予髫年先大夫之任蠡吾適民苦疫病先大夫出篋中所藏輯效方手帙命

從兄慕莊按方製藥，詳病施治，無不應手而愈。丐藥者如趨市，民賴存活不可數計。予益信醫之不可無方也。如是夫越數年歸里，復得外祖大來李公生平所集驗方若干卷，一見欣然，如獲奇珍。厥後每於見聞之餘，偶得一方，輒録而藏焉。人或秘不與，亦必多方搆求，務期必得。如是者幾二十年，而方略備。往往集同志者，修合施舍，以爲快。歲甲寅，客東粤，以所携膏丹藥濟人，屢獲奇效。王子殷玉見是書，即欲梓之以公世。予因擇其藥味和平，用有成驗者，九百餘方，分爲四十七門，名之曰經驗方。又取怪證急救救荒三門，附於卷末，以備採用，名之曰備急方。共四卷，計方一千有奇。參究考訂，凡五越月書始成而壬子已仙逝矣其友孫子聚五好義樂施篤於交情慨然欲竟其志因爲損貲以付剞劂嗚呼是書也先外祖暨先大夫集之數十年之前而予復蒐羅博採歷舉而試之至數十年之久時時以有志未逮爲憂今孫子乃能相與有成俾閱是書者遇病了然不啻取懷而予寧非予與孫子之所大快耶雖然病有虛實陰陽方有溫涼補瀉故病不一方方必對病古人因病立方今人以方湊病苟不詳審病情揣摩方旨而用之倘有弗驗必咎立方之未善是有方反不若無方矣豈予與方之心幷孫子鐫之心哉所望於用方之君子爲之神明變化於其間也可雍正十二年歲次

甲寅冬至日會稽青山學士陶承熹

尤氏（怡）醫學讀書記

三卷

存

自序曰夫治病猶治國也治國者必審往古理亂之事迹與
正治之得失而後斟之以時酌之以勢而後從而因革之治
病者必知前哲察病之機宜與治療之方法而後合之氣體
辨之方土而從而損益之蓋未有事不師古而有濟於今者
亦未有言之無文而能行之遠者予自弱冠即喜博涉醫學
自軒岐以迄近代諸書搜覽之下凡有所得或信或疑輒筆

諸簡雖所見未廣而日月既多卷帙遂成昔真西山修讀書記謂門人曰此人君爲治之門如有用我者執此以往予之是集即西山讀書記之意也執此以往亦可以應變無窮矣

飲鶴山人尤怡識

徐大椿序曰文中子云醫者意也藥者論也謂先通其意而後用藥物以疏論之也善哉言乎醫理在是矣而意之通實難泥一成之見而欲强人之病以就吾說其患在固執好作聰明而不窮究乎古人之成書是猶兵家之廢陣圖法吏之廢律令也其患在不學由前之說在不能用意由後之說在誤于用意夫然以不學之人與不通之識而又熾以收同列

競名利之心，以此用藥，其不致抱薪而救火，持水而投石者，幾何哉？語云：學書帋費，學醫人費，蓋爲此也。乜君在涇讀書，好古士也，而肆其力於醫，於軒岐以下諸書，靡昕夕寒暑，穿究幾遍，而以己意條貫之，其間凡有所得，筆之於書，日月既多，卷帙略定，辨五行之生剋，察四氣之溫嚴，審人事之陰陽虛實，與夫藥性之君臣佐使，凡成書之沿誤者，釐而正之，古人紛紜聚訟者，折而衷之。夫惟多讀古人之書，斯能善用古人之書，不誤於用意，亦不泥於用意，於長沙氏之旨，庶幾得之，可謂通其意者矣。抑吾觀太史公之傳扁鵲也，云長桑君以禁方書與之，忽然不見，後遂能生死人，其說近於鬼物，其人不可再得，而其傳渟于意也。謂得禁方於公乘陽慶，傳黄帝扁鵲脉書，五色診病，是多讀書而通於意者。扁鵲吾不得而見之矣，得見如渟于意者，斯可矣。亡君之學，不知於古人何如，然多讀書而通以意，是閱古人之風而興起者，由此書以治病，尚不貽譏於人費也夫。乾隆四年巳未春三月，松陵徐大椿靈胎叙。

醫學續記

一卷

存

靜香樓醫案

一卷
存

醫籍考卷六十五

醫籍考卷六十六

東都 丹波元胤紹翁 編

方論四十四

高宗御定醫宗金鑑

九十卷

存

四庫全書提要曰乾隆十四年奉敕撰首爲訂正傷寒論註十七卷次爲訂正金匱要略註八卷蓋醫書之最古者無過素問次則八十一難經然皆有論無方（案素問有半夏等湯一二方然偶然及之非其通例也）其有論有方者自張機始講傷寒及雜證者亦以機

此二書爲宗，然傷寒論爲諸醫所亂，幾如今大學之錯簡改本愈多，而義愈晦，病其説之大雜；金匱要略雖不甚聚訟，然註者罕所發明，又病其説之不詳。是以首訂二書，糾譌補漏，以標證治之正軌。次爲删補名醫方論八卷，輯醫方者往往僅題某丸某散治某病，不知病狀相似者，病本多殊，古人論消息君臣佐使，有其宜攻補緩急，有其序，或以相輔爲用，或以相制爲功，甚或以相反相激，巧投而取効，必明制方之意，而後能詳審病源，以進退加減，故方論並載也。次爲四脈舉訣一卷，取崔紫虛脈訣，參以內經闡虛實表裏之要。紫虛者，宋道士崔嘉彥之號也，其書簡括而精確，李時珍瀕湖脈學嘗錄以弁首，故茲亦取以爲準，次運氣要訣一卷，闡素問五運六氣之理，蓋運氣雖不可拘泥，亦不可竟廢，故於次診法，次爲諸科心法要訣五十四卷，以盡雜證之變，次爲正骨心法要旨五卷，則古有是術，而自薛己正體類要以外，無專門之書，故補其遺，皆有圖有說，有歌訣，俾學者既易考求，又便誦習也，自古以來，惟宋代最重醫學，然林億、高保衡等，校刊古書而已，不能有所發明，其官撰醫書，如聖濟總錄、太平惠民和劑局方等，或博而寡要，或偏而失中，均不能賓俾於治療，故聖濟總錄惟行節本，而局方尤爲朱震亨所攻，此編仰體聖主仁育之心，根據古義，而能通其變，參酌時宜，而必求其

徵驗、寒熱不執、成見攻補無所偏施、於以拯濟生民同登壽
域、涵濡培養之澤、眞無微之不至矣、

沈氏懋官醫學要則

三卷

存

自序畧曰、醫者、理也、意也、實難言也、天地之道雖大、無非一
理、醫之治病、惟能意會、何所不通、然理之玄奧難明、而意會
之微妙莫測、是非易言也、古之軒轅、幼而聰慧、長而神明、懷
聖人之資、抱經緯之才、憫黎庶之疾苦、乃與岐伯等、更相問
難、闡發玄微、而作靈素一十八卷、垂萬世不朽之弘慈、開億

兆生民之壽域，第其道理淵深，文辭雅奧，非熟諳研求，鮮有得其解者。後有湯之伊尹，秦越人，漢之倉公、張仲景，魏之華佗，晉之王叔和，隋之巢元方，唐有孫思邈、王啓玄，宋有錢乙、龐安常，金有成無己、劉完素，元有李東垣、朱丹溪等，諸賢踵起，著述不可勝計，未有不闡發經旨玄機，而敢自創也。惟高陽生自負高達，以大小腸之經絡與心肺相連，配於寸口，以肺同診三焦，列於左尺，以命門列於右尺，而手厥陰膻中置之度外，大非經旨，爲後世之鄙矣。愚心憤切，故不揣鄙陋，擇集內經最要者，立爲二十四要，則爲後學之規範，並不敢背旨妄言，希圖表異也。幸高明者正之

何氏夢瑤醫碥

七卷

存

自序曰文以載道醫雖小道亦道也則醫書亦載道之車也顧其文繁而義晦讀者卒未易得其指歸初學苦之瑤少多病失學於聖賢大道無所得雅不欲爲浮靡之辭以貽虛車誚因念道之大者以治心其次以治身莊子曰人莫大於心死而身死次之醫所以治身也身死則心無所寄固小道中之大者爰取少日所誦岐黄家言芟其繁蕪疏其湮鬱參以己見彙爲一書用以階梯初學非敢謂是載道之車欲使井

車者藉此以登、如履礄石云耳、故以礄名編、或曰、方今景於昆岡子、作焦頭爛額、容頰矣、人咸謂子非醫病、實醫醫、是書出其時醫之藥石歟、礄當作砭、予笑而不敢言、乾隆十六年歳次辛未季春望日、南海何夢瑶書于樂只堂、

趙林臨序曰、予友何君西池年三十八、始成進士、其成晚、故得博通諸藝、能醫、尤其篤嗜而專精者也、然自其爲諸生時即文名藉甚、學士惠公稱爲南海明珠、於是西池之見知於人者、獨著於詩文、餘技遂爲所掩、已酉選拔、策詢水利、西池以醫喻、娓娓且千古、學士顧公亟賞之、拔置第一、予亦與選得讀其文、然後知西池之旁通於醫、而猶未悉其妙也、西池

辦捷後尋觀政西粵歷宰義寧陽朔岑溪思恩諸邑遷牧遵陽則又但以善政聞然其在思恩也癘疫流行西池廣施方藥飲者輒起制府策公下其方於郡邑存活甚衆遵陽民王洪病風年餘狂易多力投人秫火中焦爛無完膚傅以藥數日愈於是西池坐廳事呼伍伯縛王洪庭柱間洪且罵且歌州人聚觀如堵西池先威以刑令怖慴旋予湯液兩人持耳灌之有頃纍吐下其病遽失人咸驚爲神詢是西池之醫遂稍稍著矣庚午夏予内子病兩月不步間諸醫皆束手已治本矣適西池請告歸里亟延診先後處大承氣白虎小柴胡數十劑效在桴鼓予謂西池諸醫皆言陽虚宜扶陽非參附

勿用、子獨反之、何也、曰、此非粗工所知、且此輩妄引易義、動言扶陽抑陰、夫易陽君子、陰小人、故當扶抑、醫言陰陽、但氣耳、氣非正則邪、正虛無論陰陽、均當扶、邪勝無論寒熱、均當抑、何得牽合惑人耶、又曰、溫補之說、藉口春夏、不識歸根復命、四時皆生之理、苟明亢害承制、以尅為生、則大黃朴硝、即回陽之上品、故藥之補瀉、初無定名、惟視病之寒熱、以為去取、今不問何證、概從溫補、何異懲溺而群趨火坑、不亦惑乎、又曰、醫有庸有黠、庸醫不知溫補之能殺人也、以為平穩而用之、黠醫知溫補之能殺人、而人不怨、以為可以藏拙而用之、於是景岳之徒徧天下、而河間丹溪之學絶矣、距邪閑正、吾能已乎西池之言若此然則西池之醫之著於天下也所繫固不少矣西池所輯醫書凡數種向欲梓以問世而不名一錢此編乃朋好所醵刻先行者工竣命予弁其端予惟西池自序簡括精妙無可復益聊綴拾其言論案驗之未著於篇者告諸世使知西池之所長不獨在文章政事間而衆著之以嘉惠天下也是爲序賜進士出身截選知縣年眷同學弟趙林臨序

賡和錄註

四庫全書提要曰何夢瑶字報之南海人雍正庚戌進士

葉氏桂臨證指南醫案

十卷

存

華岫雲序畧曰吳閶葉氏晚年日記醫案辭簡理明悟超象外其審證則卓識絕倫處方則簡潔明淨案中評證方中氣味於理脗合能運古法而仍周以中規化新奇而仍折以中矩察其學識蓋先生固幼稟穎絕之才衆所素稔然徒恃質敏若不具沈潛力學恐亦未易臻此神化也惜其醫案所得無多不過二三年間之遺帙每細參玩秪覺靈機滿紙其於軒岐之學一如程朱之於孔孟深得夫道統之真傳者以此垂訓後人是即先生不朽之立言也故亟付剞劂以公諸世

至其一世之遺稿，自有倍蓰於此，箇中義理，必更有不可思議者，自必存在諸及門處，什襲珍藏，尚未輕以示人也。然吾知卞氏之玉，豐城之劍，其精英瑞氣，斷不至於泯沒，自必終顯於世，只在先後之間耳。倘有見余是刻，能悉將先生遺稿，急續刻行世，此豈非醫林中之大快事，抑亦病家之大幸事也。諒亦必有同志者，余將翹企而望之，因以爲序。

沈德潛葉香喦傳曰：君名桂，字天士，號香喦先生，自歙遷吳，君少從師受經書，暮歸，君考陽生翁授以岐黃學。年十四，翁弃養，君乃從翁門人朱君某專學爲醫，朱君即舉翁平日所教教之，君聞言即徹其蘊，見出朱君上，因有聞於時。君察脉

望色聽聲寫形言病之所在如見五藏癥結治方不執成見
嘗云劑之寒温視疾之涼熱自劉河間以暑火立論專用寒
涼東垣論脾胃之火必務温養習用參附丹溪創陰虚火動
之論又偏於寒涼嗣是宗丹溪者多寒涼宗東垣者多温養
近之醫者茫無定識假兼備以倖中借和平以藏拙甚至朝
用一方晚易一劑而無有成見蓋病有見證有變證有轉證
必灼見其初終轉變胸有成竹而後施之以方否則以藥治
藥實以人試藥也也持論如是以是名著朝野即下至販夫豎
子遠至鄰省外服無不知有葉天士先生由其實至而名歸
也居家敦倫紀内外修備交朋忠信人以事就商爲剖析成

敗刺鈹，如決疾然，洞中竅會，以患難相告者，傾橐拯之，無所顧藉，君又不止以醫擅名者，殁年八十。歸愚文鈔

四庫全書提要曰：臨證指南醫案十卷，國朝葉桂撰，桂字天士，吳縣人，以醫術名於近時，然生平無所著述，是編乃門人取其方藥治驗，分門別類，集為一書，附以論斷，未必盡桂本意也。

種福堂公選良方

四卷

存

杜玉林序曰：華與余家世為姻婭，華君岫雲精通岐黃術，常

存利濟救人之心，孜孜不倦，向慕吳門葉天士先生爲當世盧扁，留心覓其醫案，約計盈萬，分門選刻，共成十卷，名曰《臨證指南》，已遍行海宇矣。壬申歲，又將其續補醫案、温熱論與平生所集數種經驗奇方付刊，以備救急，其願甚誠。忽於癸秋謝世，其方止刻十之二三，半途而廢，見者咸爲惋惜。華君好友岳君廷璋不忍膜視，力勸徽蘇義商程葉兩君子授梓完璧，以公同志。一日，漢川程君來蜀，出此編丐余作序。予素不知醫，且當公務紛拏，軍書旁午，竟不暇及，第展閱一過，了然心目，洵爲青囊家不可缺之一書，即盧扁復起，亦不能舍是而別開窔奧。倘於鄉陬僻壤，證患奇難，一時罕有良醫調

劑備此查攷對證用藥立能起死回生功効匪淺慎勿以此編易簡而忽諸

黄氏宫繡醫學求真録

十六卷

未見

醫學求真録總論

五卷

未見

四庫全書提要曰醫學求真總論五卷國朝黄宫繡撰宫繡宜黄人是書成於乾隆庚午據其凡例稱嘗著醫學求真

錄十六卷別鈔其篇首總論勒為五卷以標明其宗旨議論亦明白易解然不無臆說如論風土不齊而云西北人不可溫補則未免膠柱而鼓瑟矣

徐氏大椿醫學源流論

二卷

存

自序曰醫小道也精義也重任也賤工也古者大人之學將以治天下國家使無一夫不被其澤甚者天地位而萬物育斯學者之極功也若夫日救一人月治數病顧此則失彼雖數十里之近不能兼及況乎不可治者又非能起死者而使

使之生其道不已小乎雖然古聖人之治病也通于天地之故究乎性命之原經絡藏府氣血骨脉洞然如見然後察其受病之由用藥以驅除而調劑之其中自有玄機妙悟不可得而言喻者蓋與造化相維其義不亦精乎道小則有志之士有所不屑為義精則無識之徒有所不能窺也人之所係莫大乎生死王公大人聖賢豪傑可以旋轉乾坤而不能保無疾病之患一有疾病不得不聽之醫者而生殺惟命矣夫一人係天下之重而天下所係之人其命又懸于醫者下而一國一家所係之人更無論矣其任不亦重乎而獨是其人者又非有爵禄道德之尊父兄師保之重既非世之所隆而

其人之自視亦不過爲衣食口腹之計雖以一介之微呼之而立至其業不甚賤乎任重則托之者必得偉人工賤則業之者必無奇士所以勝出于相違而道因之易墜也余少時頗有志于窮經而骨肉數人疾病連年死亡略盡于是博覽方書寢食俱廢如是數年雖無生死肉骨之方實有尋本溯源之學九折臂而成醫至今尤信而竊慨唐宋以來無儒者爲之振興視爲下業逡巡失傳至理已失良法併亡惄焉傷懷恐自今以往不復有生人之術不揣庸妄用敷厥言倘有所補所全者或不僅一人一世已乎乾隆丁丑秋七月洄溪徐大椿書於吳山之半松書屋

四庫全書提要曰醫學源流論二卷國朝徐大椿撰其大綱凡七曰經絡藏府曰脈曰病曰藥曰治法曰書論曰古今分子目九十有三持論多精鑿有據如謂病之名有萬而脈之象不過數十種是必以望聞問三者參之又如病同人異之辨兼證兼病之別亡陰亡陽之分病有不愈不死有雖愈必死又有藥誤不即死藥性有今古變遷內經司天運氣之說不可泥鍼灸之法失傳其說皆可取而人參論一篇涉獵醫書論一篇尤深切著明至於有欲救俗醫之弊而矯枉過直者有求勝古今之心而大言失實者故其論病則自岐黃以外秦越人亦不免詆排其論方則自張機金匱要略傷寒論

之外孫思邈劉守真李杲朱震亨皆遭駁詰於醫學中殆同毛奇齡之說經然其切中庸醫之弊者不可廢也

蘭臺軌範

八卷

存

自序曰欲治病者必先識病之名能識病名而後求其病之所由生知其所由生又當辨其生之因各不同而病狀所由異然後考其治之之法一病必有主方一方必有主藥或病名同而病因異或病因同而病證異則又各有主方各有主藥千變萬化之中實有一定不移之法即或有加減出入而

紀律并然先聖後聖其揆一也自南陽夫子以後此道漸微六朝以降傳書絶少迨唐人外臺千金不過裒集古方未能原本内經精通病變然病名尚能確指藥味猶多精切自宋以還無非陰陽氣血寒熱補瀉諸膚廓籠統之談其一病之主方主藥茫然不曉亦間有分門立類先述病原後講治法其議論則雜亂無統其方藥則浮泛不經已如雲中見月霧裏看花彷彿想象而已至於近世則惟記通治之方數首藥名數十種以治萬病全不知病之各有定名方之各有法度藥之各有專能中無定見隨心所憶姑且一試動輒誤人余深憫焉茲書之所由作也本内經以探其源次難經及金匱

傷寒論以求其治，其有未備者，則取六朝唐人之方，以廣其法。自宋以後諸家及諸單方異訣，擇其義有可推試，多獲効者附焉，古聖治病之法，尚可復覩，使學者有所持循，不至傍徨無措。至於推求原本，仍當取内經、金匱等全書，潛心體認，而後世之書，亦當窮其流派，擷其精華，摘其繆誤，而後此書之精意自能融會貫通，而心有實獲，則變化在我矣。乾隆二十九年四月，洄溪徐靈胎書。

四庫全書提要曰：蘭臺軌範八卷，國朝徐大椿撰。大椿持論以張機所傳爲主，謂爲古之經方，唐人所傳已有合有不合，宋元以後則彌失古法，故是編所録病論，惟取靈樞、素問、難經金匱要略傷寒論、隋巢元方病源、唐孫思邈千金方、王燾外臺秘要而止。所録諸方、亦多取於諸書、而宋以後方、則採其義有可推、試多獲効者、其去取最爲謹嚴、每方之下、多有附註、論配合之旨、與施用之宜、於疑似出入之間、辯别尤悉、較諸家方書、但云主治某證、而不言其所以然者、特爲精密、獨其天性好奇、頗信服食之説、故所註本草、於久服延年之論、皆無所駁正、而此書所列通治方中、於千金方鐘乳粉、和劑局方玉霜圓之類、金石燥烈之藥、往往取之、是其過中之一弊、觀是書者、亦不可不知其所短焉、

慎疾芻言

未見

徐大椿曰醫學絶傳邪說互出殺人之禍烈也故作慎疾芻言徵士洄溪君自序

江氏之蘭醫津一筏

一卷

存

四庫全書提要曰國朝江之蘭撰之蘭字含徵歙縣人是書凡十四篇每篇以內經數語爲主而分條疏論於其後

汪氏西顥瘞苑

未見

杭世駿序曰錢塘汪君西顥薈古今瘧病之事爲一書其目有四曰原病曰徵痊曰紀事曰藝文屬杭子序其端曰瘧之爲疾疾之至奇者也若朓朒之有期若潮汐之不爽其信風暑寒熱以人身爲之橐籥而或者謂有鬼物以憑依之一以爲顓頊之不才子一以爲宋司馬桓魋之二鬼者生既不得莅於正人乃其既死之魂魄能爲虐於君子而狡焉以逞度亦理之所必無然其爲是說者蓋已歷之數千百年之久避之而得免嚇之而可愈斯說也吾疑信參焉既思凡疾之起必中有不慎而後外物得而乘之瘧之病不足以殺人而實爲諸疾之緣起間日曰痎三日曰痁曰寒曰溫曰癉曰牝傳

則爲疫傷則爲勞瘵則爲痞汪君徵前事以爲鑒懲羹吹齏不亦仁人君子之用心乎間嘗靜觀身世之交何莫不由斯道也陰陽相薄寒暑代嬗剝復通變之幾寓中其矣一境而甘苦分一日而憂樂半一事而榮辱并間見疊出矣若物物儷而配之者爲砭之以箴銘鑑史藥之以仁義道德沃之以詩書禮樂是堯舜爲之量刀圭而周孔調湯劑也頻如二鬼者且慄慄乎其辭避而何厥疾之弗瘳也歟汪子曰旨哉言乎遂書於首簡　道古堂集

吳氏儀洛成方切用

十四卷

未見

四庫全書提要曰國朝吳儀洛撰儀洛字遵程海鹽人此書爲其醫學述之第四種取古今成方一千三百餘首本經按證加以論斷卷首載內經一十二方第一卷至第十二卷每卷各有上下分治氣理血補養濇固表散涌吐攻下消散和解表裏袪風袪寒消暑燥濕潤燥瀉火除痰殺蟲經帶胎產嬰孩癰瘍眼目救急凡二十四門卷末載勿藥元詮七十四條大旨謂古方不宜今用故所録皆切於時用之方凡例於汪桓醫方集解頗有微詞然桓書淺略亦可無庸掊擊也

一源必徹

未見

按右見于本草從新序

沈氏金鰲雜病源流犀燭

三十卷

存

自序曰極天下能燭幽者犀之角而已角何能燭以犀性之通靈也犀之神力全注于角其通靈之性亦全聚于角是以燃之而幽無弗燭也夫人得天地最秀最靈之氣失其靈者私汩之耳私汩其靈必是非莫辨別能燭幽若是者吾于醫有感焉人之有病或感七情或染六淫皮毛肌肉經絡藏府

受其邪卽成病，而病卽發乎皮毛肌肉經絡藏府之間。故曰雜也。雜者，表裏易蒙，寒熱易混，虛實易淆，陰陽易蔽，紛形錯出，似是實非。欲乎易蒙易混易淆易蔽中確定爲勿蒙勿混勿淆勿蔽之證，非本通靈之性洞徹精微，安能知犀之無幽弗燭？秦越人視病，洞見人藏府癖結，能燭幽也。能本通靈之性以燭乎至幽也。夫醫何能盡如秦越人，然切脈辯證說合脈互覆，推究從流溯源，縱不能洞見癖結，當必求昭悉乎皮毛肌肉經絡藏府之間，或爲七情所傷，或爲六淫所犯，知其由來，當其變遷，夫而後表裏不相蒙，寒熱不相混，虛實不相淆，陰陽不相蔽，悉皆通靈之爲用也。悉皆通靈之用，原本于性生者也，雖不燃犀，奚翅幽之能燭乎，亦何憂病之紛形、錯出于皮毛肌肉經絡藏府間乎。書既成，因名之曰雜病源流犀燭。乾隆癸巳清明前一日，錫山沈金鰲芊綠氏自書。

沈氏尊生書總序曰：予自弱冠時，讀左國史漢，一人一事，必究其詳，知扁鵲倉公輩皆醫之神者，其所以能神處，務切求而根據之，遂搜閱古人方書，如靈樞素問等秩，古奧質直，追漢魏，可與史漢參論筆法，乃益愛讀焉。嗣是而後，積數十年，嗜古之切，往往兼習不廢，得徧悉仲景以下諸名家，或論傷寒，或言雜病，或明脈法，或詳藥性，分門別户，各有師承，正如諸子百家，流派不一，而滙歸于是，未嘗北轍南轅，甚哉醫之道大而深也、蓋醫係人之生死、凡治一證、搆一方、用一藥、在立法著書者、非要乎至精至當、則遺悞後世、被其害者必多、在讀書用法者、非審乎至精至當、則冒昧從事、被其害者更多、又況古人之書、或議證而無方、或存方而畧證、或闡脉而遺藥、或論藥而置脉、神明變化、每紛見雜出于殘編剩簡中、醫者以庸陋之姿、膠執之見、貪鄙之心、相與從事、甚且讀書而不通其義、雖淺近之語、亦謬解訛傳、吾見其治一病、必殺一人、即或有時偶中、徼倖得生、在醫者并不知其所以然、猶張目大言、自據其功、以爲非我莫治、不亦可愧之甚矣乎、吾愧之、吾又憫之、因統會平日所讀方書、研審其意理、或採前人之語、或抒一己之見、參互攷訂、輯為脈象統類一卷、諸脈主病詩一卷、雜病源流犀燭三十卷、傷寒論綱目十八卷、婦科玉尺六卷、幼科釋謎六卷、要藥分劑十卷、共七種、計共七十二卷、總名之曰沈氏尊生書、蓋以人之生至重、必知其重、而有以尊之、庶不至草菅人命也、係以沈氏者、以是書之作、寔由乎憫人生命、思有以尊之而成、故不妨直任為已書也、雖然沈氏尊人之生、而成是書、亦沈氏自藏之、自閱之而已、何敢表示於人、自詡為著述也哉、特書以誌意、

吳氏道源痢證滙參

未見

吴道源曰余幼殫精舉業亦究心岐黄緣歷試不遇遂以方藥應世數十年來窮源竟委上探前賢之著述旁録時人之議論成痢證滙參一書女科切要序

董氏西塘醫級

十卷

存

自序曰嘗聞宣聖云不登東山不知魯國之僅一片壤不登泰山不知天下之同一寰轍此固聖門喻道之高遠醫理亦無不然軒岐之道尚矣靈素遺文由陰陽消長之理以明四時六氣之有餘不及推五行之運以合聲色臭味之生尅制化

其於象藏之剛柔情氣之從來發病之因由病機之順逆莫不燦然具備其理一而其象紛繁其轍同而其變不測苟得一以自足淺嘗而妄試其不悞人者鮮矣夫學問之道不外行遠登高之義進一步有一步之優游歷一級有一級之憑眺登峯造極之見不能躐等而幾也張李劉朱其卓卓表著者也四家雖各自成家亦各由級而詣其極而始得羽翼軒岐指南後學他如越人淳于及張氏葛氏喻氏王氏薛氏輩奚啻數十家莫不各有發明昭茲來學是亦皆走趨之級也第編緗充棟立言未嘗不備每苦泛濫汪洋童年習之者皓首而不得其傳此由不能循級以登致多岐亡羊而無可把

握以故求道之士畏其難於誦讀恒欲得一家宗之夫精微廣大之蘊豈一家之學所可竟耶余因薈萃群書摘其要領編章約句推原辨證即就證約方首集經典明論以示必需之要次及傷寒以明傳變之機再詳雜病女科以備治法凡各證之後申明治療大法諸義備詳方藥三卷脉訣一章併附無問録臆見一篇冀爲後學啓蒙之階級聊取簡要易明之意非敢以尺寸之守漫附於著作之林也第由是而幾之其於高遠或庶幾矣錢塘董西園魏如謹書

無問録

一卷

存

孫氏從添石芝醫話

未見

唐大烈曰孫慶增名從添號石芝常熟人遷居郡城葑溪年七十六歲歿於乾隆丁亥所遺石芝醫話 吳醫彙講

沈氏果之醫學希賢錄

十卷

未見

唐大烈曰沈實夫名果之號橘園國學生輯醫學希賢錄十卷未梓年四十七歲歿於乾隆乙巳 吳醫彙講

李氏文淵得心録

一卷

未見

四庫全書提要曰國朝李文淵撰是編皆所制新方前有自題云古方不能盡中後人之病後人不得盡泥古人之法故名曰得心録凡十九方其敵參膏四方案應補之證委曲調劑以他藥代之爲貧不能具參者計雖未必果能相代然其用志可尚也

黄氏元御四聖心源

十卷

未見

四庫全書提要曰國朝黄元御撰四聖者黄帝岐伯秦越人張機也元御於素問靈樞難經傷寒論金匱玉函經五書已各為之解復融貫其旨以為此書其文極為博辯而詞勝於意者多

四聖懸樞

四卷

未見

四庫全書提要曰國朝黄元御撰是書謂寒疫温疫痘病疹病皆由於歲氣世皆以小兒之痘為胎毒非也若能因其將

發而急表散之則痘可以不出其說爲宋以來所未有夫痘病之發每一時而遍及遠近且輕則大概皆輕重則大概皆重則謂之歲氣亦非無理然究由胎毒伏於內歲氣感於外相觸而發必謂不係胎毒何以小兒同感歲氣而未出痘者乃病痘已出痘者不病痘乎是又未可舉一廢百也

素靈微蘊

四卷

未見

四庫全書提要曰國朝黄元御撰其書以胎化藏象經脉營衛藏候五色五聲問法診法醫方爲十篇又病解十六篇多

附以醫案其說詆訶歷代名醫無所不至以錢乙爲悖謬以李杲爲昏蒙以劉完素朱震亨爲罪孽深重擢髮數難可謂之善罵矣

亡名氏脈因證治

八卷

未見

四庫全書提要曰不著撰人名氏其書按四時氣候詳列諸病先脈次因次證次治頗有條理而分屬處未免牽強如霍亂泄瀉屬夏三月傷寒屬冬三月已爲拘滯至於以癲狂驚癇痔漏脫肛分屬冬夏益爲無說矣春三月之證分別真陰

元陰、真陽、元陽、其意主先後天立說、亦牽合不能了了、案元朱震亨有脈因證治一書、國朝喻昌嘗惜其不行、說見所撰寓意艸、是書卷首無序、後有嘉禾石氏一跋、稱岐黄家父奉爲枕秘、因譌脫甚多、借得藏書家善本校録、似即震亨之書、然所載各方、如左歸丸、右歸丸之類、皆出自張介賓景岳全書、而亦以古方目之、知其斷非震亨所著矣、

秦氏之複證因脈治

未見

高鈞曰、余原籍奉天、先大夫參政京華、遂居輦轂下、四方醫士雲集京邸、因聞天下名醫、出在松江、然多高隱、未得來京、

未獲親逢考究，自辛卯春，遷任吳閶，得見雲間秦子皇士之書，名曰證因脉治，施子宇瞻昆季所刻也。證分外感內傷，治分經絡表裏，就證以審因，就因以審脉，審治因嘆。向聞松郡多明醫，是書果爲壽世。傷寒大白序

劉氏奎四大家醫粹

未見

松峯醫話

未見

劉氏東錦濯西救急簡方

未見

桉右見于劉嗣宗温疫論類編序

唐氏大烈 吳醫彙講

十卷

存

自序曰粵稽炎暉紀物首垂本草之經雲瑞名官肇啓靈蘭之笈宗傳歷代各立家言派衍至今乜工蒐録篁南江氏有類案之編東逸羅君有彙粹之選惟淵源之有自斯紀述之多人矧吾吳文獻之邦迺良醫薈萃之域韓門昆季擅盧扁之稱葛氏喬梓紹張劉之學新甫啓東廿子前朝之著述已繁生洲路玉諸公聖代之闡揚亦夥印機草識元儀臨證之

慎重、讀、書記、知在溼學業之深沈、凡此各自成書、出自諸家見地、康熙時有過君繹之一者、裒集衆賢治案、合鏤爲書、名曰吳中醫案、此又托善纂録一藝、必庸、旁搜博採而成者也、夫賡羅成刻、固以誌鄉先輩之典型、而各抒論言、亦以徵諸君子之詣力、況乎精是業者高才不少、明其理者、卓識自多、選采藏光、非之枕中之秘、靈機妙緒、詎鮮囊底之珍、凡屬蘊藏可勝悅惜、僕謹倣吳中醫案之舊帙、更輯吳醫彙講之新編、奧義顯詞、統爲求教、長篇短節、並曰無拘、苟步武之克追、期當仁之不讓、乃荷同志、邦斯輝光、共表深思、互相賞新、或疏往訓、既發覆而摘微、或出心裁、尤領新而標異、詮玉版之秘要欣符麗澤之占，索金匱之真言，定有協盍簪之慶。勿謂禁方三十，獨推思邈，得其奇，須知肘后四編，不惟抱朴窮其藴。縱釀花爲蜜，未免書簏之譏，而集腋成裘，堪補藝林之闕。乾隆壬子仲秋，長洲唐大烈立三氏書於問心草堂。

武夷應道人秘傳諸病藥方

一卷

存

趙氏學敏醫林集腋

十六卷

未見

養素園傳信方

六卷

未見

按右見于彙刻書目

沈氏丹彩醫譜

未見

錢大昕序曰沈子丹彩吾邑世族少時悉棄去舉業獨究心醫方五行壬遁之術皆有神解又以爲占筮之失止於不諭惟方藥主於對病病之名同也而或感於外或傷於內或實而宜瀉或虛而宜補疑似之間毫釐千里學醫費人爲禍尤烈

乃博涉古今方書，分類彙輯，辨受病之源，而得製方之用，爲醫譜若干卷。既成，將付之剞劂，而屬予一言序之。予復於丹彩曰：子亦知相馬之說乎？昔者伯樂言九方皐於秦穆公，公使行求焉，三月而反，報曰：得之矣，其馬牝而黃。公使人往取之，牡而驪。召伯樂而讓之曰：子所使求馬者，色物牝牡尚弗能知，又何馬之能知也？伯樂喟然大息曰：技一至於此乎？皐之所觀者，天機也，得其精而忘其粗，在其內而忘其外，見其所見而不見其所不見，是乃所以千萬臣而無數者也。漢馬文淵少師事楊子阿，受相馬骨法，及征交趾，得駱越銅鼓，鑄爲馬式，以爲傳聞不如親見，視景不如察形，乃依儀氏鞲中帛氏口齒謝氏脣騐丁氏身中備此數家骨相以爲法夫伯樂之於馬觀其天機而已色物牝牡且不暇辨而伏波乃斤於口齒脣騐支節分寸一一取其相肖此與皮相者何異然伯樂世不常有而相馬之法不可不傳將欲使物盡其才人藉其用騂駵母困于鹽車駑蹇勿叅乎上駟舍伏波銅馬之式將奚觀哉古人本草石之寒温量疾病之深淺辨五苦六辛致水火之齊以通閉解結於是乎有十一家之經方此猶伏波相馬之有式也而善醫者又云上醫要在視脈脈之妙處不可得傳虛著方劑無益於世此伯樂所云觀其天機不見其所不見者也今子既精於察脈洞見垣一方而復

集古今證治之法爲譜以示後人其有合於伏波之意乎雖
然按寸不及尺握手不促足相對斯須便處湯藥昔賢所
譏於今爲甚以是識病之真而不謬於毫釐千里之奴抑
又難矣予將舉以告子之書者

亡名氏静耘齋集驗方

八卷

未見

容山德軒氏普濟應驗良方

一卷

存

自序曰、静耘齋集驗方八卷、救治良法、無證不備、行世已久人所共珍、今於原集中、擇取簡要諸方、録爲一册、間有依他書補入者、要皆屢經效驗之方、彙付棗梨、量力印送、知樂善君子、見是書、其利濟之心、不能自已、當必同印廣施、遍救疾苦、則斯刻之幸也、時嘉慶己未仲春、

葉氏（慕樵）平易方

四卷

存

自序曰、昔新建曹鞠菴先生彙輯萬方類編、分二百七門、計症三千四百七十又九、得方一萬一千七百有奇、別類分門、

暸如指掌可謂殫盡心力利天下後世者不小矣顧其中有一證而二三方者亦有多至數十方者搜羅既富卷帙不少在學識既優之士固以多多爲善若如其才淺見寡徒使望洋驚嘆且猛毒之藥勢如狼虎證不灼見方難遽施今惟就外科女科兒科等門候有定者治亦易定故摘録較廣以備博採至於瘧疾中風傷寒等門皆係內證驟難辨別且虛實變遷移步換影若備録之恐拘於成法毫釐之失貽悞匪輕故僅從簡略並以內經知要顧生微論傳忠録經驗良方等書採摘一二載入卷內間附以製治方法大抵皆平穩無害簡易可從者義取平易名曰平易方惟是蠡測管窺

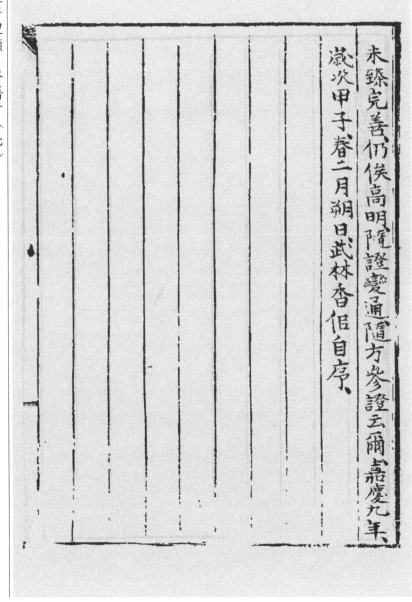

未臻完善，仍俟高明，隨證變通，隨方參證云爾。嘉慶九年，

歲次甲子春二月朔日，武林杳侶自序。

醫籍考卷六十六

小川鶴三寫　一

醫籍考卷六十七

東都　丹波元胤紹翁　編

方論四十五

亡名氏寒食散論

隋氏二卷

佚

寒食散湯方

七録二十卷

佚

寒食散方

七録二十卷

佚

曹氏歙解寒食散方

佚

册府元龜曰、魏東平王翕撰解寒食散方、與皇甫謐所撰並行於世、

皇甫氏謐曹歙論寒食散方

七録二卷

佚

釋氏道洪寒食散對療、

隋志一卷

佚

釋氏智斌解寒食散方

隋志二卷

佚

解散論

七録二卷

佚

亡名氏解寒食散論

隋志二卷

佚
徐氏叔嚮解寒食散方
七録六卷
佚
解散消息度度
七録八卷
佚
解寒食散方
新唐志十三卷
佚

釋氏慧義寒食解雜論

七録七卷

佚

亡名氏雜散方

隋志八卷

佚

解散方

七録十二卷

佚

解散論

七録十二卷

佚

范氏闕名解散方

七録七卷

佚

亡名氏解慧義解散方

七録一卷

佚

服石論

隋志一卷

佚

解散經論并增損寒食節度

隋志一卷

佚

宋氏尚太一護命石寒食散

隋志二卷

佚

亡名氏序服石方

隋志一卷

佚

寒食散方并消息節度

新唐志二卷

佚

醫籍考卷六十七

醫籍考卷六十八

東都　丹波元胤紹翁　編

方論四十六

陶氏闕名療目方

隋志五卷

佚

甘氏濬之療耳眼方

隋志十四卷

佚

龍樹眼論

崇文總目一卷 讀書後志作三卷、

存

趙希弁曰、右佛經龍樹大士者、能治眼疾、或假其說、集治七十二種目病之方、

桉朝鮮國醫方類聚所輯龍樹菩薩眼論、即是書也、第堅錄出以爲一卷、跋曰、世傳龍樹王菩薩能療眼疾、故往往假託、以神其書、史志著錄亦頗爲夥、今如是書、文辭雅古、與外臺秘要謝道人論相出入、而證治之法、鍼鐮之術、其精徹非彼所及、又有波斯之法、與漢土用藥不同等語、則或是隋唐間人傳錄夷法者矣、白香山病

眼詩云，案上謾鋪龍樹論，盒中空燃決明丸，蓋指是書也，且觀其篇第，亟蓋備具，非出零殘之餘者，宋志所謂龍樹眼論者，亦是耳，唯菩薩療眼，未詳所出，或曰玄奘西域記，稱龍猛菩薩閑醫藥，隋志亦有龍樹菩薩藥方四卷，而菩薩所撰大智度論，辨五種眼，疑後人湊合爲言者，余素暗內典，未敢決也，

龍木論

四卷

未見

劉昉曰，此論莫所從出，世言龍木王菩薩之書，幼幼新書

秘傳眼科龍木總論

十卷

存

按是書方論與聖濟總録、幼幼新書所援相符，而自第一卷至第六卷，載七十二證方論，每條標以審的歌，第七卷，係宋人諸家名方，第八卷鍼灸經，第九、第十，兩卷辨論藥性，蓋後人執其舊本，演以成編者也。狩谷棭齋望之嘗藏一本，寫手精善，古香可愛云。是應永中所鈔者。攷應永即明洪武季年，據此是書當是宋元間人所編矣。萬曆中穀所黄氏所梓行，卷首附葆光道人秘傳眼科一卷，每卷各以方論分篇，文字多譌，不易讀矣，項日常陽丹墀天祥元穎示其所藏大字鈔本，原亦係黄刻，題曰秘傳眼科龍木集，卷首不著藻光道人書。

眼科龍木論

國史經籍志一卷

存

按右輯在于危氏得効方第十六卷，較之龍樹眼論及龍木總論，全然別是為一家書。

日華子鴻飛集論

一卷

存

題言曰、昔有月華子、北齊雁門人也、幼年好遊獵、忽一日同行數人、谷執弓矢出於雁門嶺南、見征鴻數隻飛過、墜於道傍、月華子又張弓而射之、群雁皆棄所含蘆去、書二卷、月華子收之、乃覽其文、是昔時皇帝岐伯問答論眼證書、故曰鴻飛集論、

孫氏思邈銀海精微

二卷

存

四庫全書提要曰、銀海精微二卷、舊本題唐孫思邈撰、唐宋

藝文志皆不著録，邇來傳亦不言有是書，其曰銀海者，蓋取目爲銀海之義，蘇軾雪詩有凍合玉樓寒起粟，光揺銀海眩生花句，瀛奎律髓引王安石之說，謂道書以肩爲玉樓，目爲銀海，銀海爲目，僅見于此，然迄今無人能舉安石所引出何道書者，則安石以前絕無此說，其爲宋以後書明矣，前有齊一經序，稱管河北道時，得於同僚李氏，亦不著時代年月，莫知何許人也，其辨析諸證，頗爲明晰，其法補瀉兼施，寒溫互用，亦無偏主一格之弊，方技之家，率多依託，但求其術之可用，無庸核其書之必真，本草稱神農，素問言黃帝，固不能一一確也，此書療目之方，較爲可取，則亦就書論書而已

亡名氏醫眼鍼方論 藝文畧作醫眼針鉤方論

崇文總目一卷

佚

陳詩庭曰：宋志有鍼眼鉤方一卷，註云：針眼，一作眼鍼，不著撰人，亦即此書。

穆氏昌叔眼方 宋志作穆昌緒療眼諸方，註：緒一作叔。

崇文總目一卷

佚

亡名氏審的眼藥歌

崇文總目三卷

佚

審的選要歌

崇文總目一卷

佚

劉氏皓眼論準的歌宋志、作審的歌、

藝文畧一卷

存

審的歌發揮曰、詳夫自古名人、無不從學而就功、推窮事理、盡因事以立文、須在理通、方當行用、若或言詞無據、則不足與討論、以從幼歲此道留心、亦迺數世相傳、豈敢妄違先哲、每逢同道皆言眼疾有七十二般及問其數名迹難言一半今則謹按諸家眼論夙夜搜求敢推眼疾之名果有七十二種攄其疾狀患者頗多論録爲詩以貽後代又自古諸家之眼各有條章病狀一一不同數目皆書不足或有畫作圖形或有歌其藥性雖則救人爲切詳之理未周圓遂乃按其古今綴爲歌頌名號審的歌矣庶使心念其言眼看疾狀認識既不差錯治療必有所憑將用救人不無傷横近見庸醫之輩學不從師自出胸襟亂行鍼藥或即當時便瀉實則不宜或則醫嫩便鍼瘢痕割烙或即不着血忌犯人神或即誤手太深損於榮衛因兹疼痛便致損傷鍼刀偏着五輪湯藥

乖於藏腑、亦由病家無鑒信任庸醫、遂使可痊之眸、永沈黒暗、忝爲人子、曷不愍傷、故書苦口之辭、發揮歌訣義理者也

按此書世久失其傳、攷龍木總論七十二證方論、并段撓以歌括、卷首又附審的歌發揮一篇、即知係劉皓所撰、先子門人下毛木村支賢（美種）、江都岡本椿年（可久）、就龍木論中錄出以還舊觀、劉書於是得再現幽光矣、

療小兒眼論

藝文略一卷

佚

亡名氏經驗眼藥方

藝文略十卷

佚

眼論

藝文略三卷

佚

楚人劉氏豹子眼論

藝文略一卷

佚

倪氏維德原機啓微

醫藏目録二卷

存

自序曰醫爲儒者之一事不知何代而兩途之父母至親有疾者而委之他人俾他人之無親者乃操父母之生死一悞謬則終身不復平日以仁推於人者獨不能以仁推於父母也故於仁缺朋友以義合故赴其難難雖水火兵革勿顧故周其急急雖金玉粟帛弗吝或疾則曰素不審他者曰甲審遂以甲者薦者繼曰乙亦審又更乙者紛紜錯擾竟不能辨此徒能周赴於瘡瘍而不能攜援於三一也故於義缺已身以發爲主飲食滋味必欲美也衣冠玩好必欲佳也嗣上續下不敢輕也疾至不識任之婦人女子也任之宗戚朋友也

任之狂巫醫卜也、至危猶不能辨藥、誤病篤、故於知缺、夫五常之中、三者云缺而不備、故爲儒者、不可不兼夫醫也、故曰、醫爲儒者之一事、傷寒內傷婦女小兒、皆醫通習也、又不知何代而各科之、今世知某者曰專某科、後指某者曰兼某科、又指某者曰非某科、殊不知古有扁鵲者、世重老人、則療老人、世重婦女、則療婦女、重小兒、則又重小兒、豈分異而治也、予老矣、爲儒者、則文章政事致君澤民、不復妄擬也、爲醫者、傷寒內傷婦女小兒、頗爲致力也、然論傷寒、則有張仲景論、內傷有李明之論、兼婦女小兒雜證者、有劉守真張子和、中間括之以歌詩、析之以註解者、又不可以概舉也、諸書已具、予不復更加詮鑿也，惟歎其治眼一書，獨缺不全，雖雜見於諸書中，且不備不精，意以古人輕之，而不爲之著說耶，抑亦授者之不眞，而惟受之於淺薄耶，使爲醫者，曰熱也，風也，上焦有邪也，不爲攄其所自爲病者，曰目也，細事也，於命無繫，不爲重其所苦，致有不覩不見，亦不其悟也，予故不自以所論爲妄，竟裒集爲一書，因隱符經曰，心生於物，死於物，機在目，故目之曰原機啓微，嗚呼，志於同者，則備也，事於異者，則分也，古之同者，不能以其所同而授於人，故列其所同而爲受同者之軌範，事異者，以才力不能同其同，竟分其所同，而置之爲異，以是同源分異，遂失其同爲儒爲醫，爲湯液內傷婦女小兒者、出矣、噫、同耶異耶、反此則不同不異也、予爲此書、非異於目也、特爲補同者之缺耳、因爲之序、以待識同者辯、洪武三年龍集庚戌上元前二日、敕山老人倪維德序、

蘇州府志曰、倪維德字仲賢、先爲大梁人、徙居吳、世以醫鳴、維德少受尚書於湯碧山、奇其才、勸之仕、曰、爵禄以濟物、然有命焉、不可倖致、不若紹承醫學、以濟吾事、於是取内經研其奥旨、歎然曰、醫之道盡是矣、操心仁厚、求謁即赴、寠人抱疾求治、維德授藥兼畀烹器、客問曰、藥可宿備、瓦釜亦素具乎、維德指室北隅、盎積數百枚、晚建别墅敕山、自號敕山老人、

薛氏已原機啓微附録

醫藏目録一卷

存

自序畧曰、眼目一科、世無全書、予毎病焉、嘗讀南齊龍樹王所著龍木論、篇章簡畧、其義未備、曩予承之留都、獲敕山老人原機啓微、其詞古、其論確、刀圭之玄、刀劑之神、炮爁之精、條分縷析、氣運該通、可謂見道分明、得内經之旨、予嘉之、一日三復、不能去手、嘗搮諸書中治眼方法、附繡梓傳諸四方矣、予將葬親卜地于敕山之麓、懷賢吊古、廬墓丘墟、無復得斯人矣、斯集也、陽湖祠部叙之于前、茲又摘玉機微義論方、

附于卷末彼梓以廣其傳畢予之志而已

亡名氏七十二證眼論

文淵閣書目一部一册菉竹堂書月作一卷

未見

七十二證眼科歌訣

文淵閣書目一部一册闕菉竹堂書月作一卷

未見

眼科口訣

文淵閣書目一部一册菉竹堂書月作一卷

未見

石氏光明家傳方
國史經籍志一卷
未見
顧氏鼎臣醫眼方論
國史經籍志一卷
未見
亡名氏明目至寶
國史經籍志四卷
未見
眼科捷

讀書斂求記一卷

未見

錢曾曰、趙清常得此書于洪州李念裏、李傳寫于道士藍田玉、藍韋于世廟、名位顯隆、旋以不循道厎死、此蓋錄内府秘藏本也、

還睛秘論

讀書斂求記一卷

未見

錢曾曰、舊鈔本不著撰人、詳論目病之所由起、而續之以治之之法、深心于眼科者也、

顧氏可學眼科對證經驗方

國史經籍志一卷

未見

胡氏泳年明目方

國史經籍志一卷

未見

張氏景隆眼目對證心法

國史經籍志一卷

未見

亡名氏眼科撥雲圖集

二卷

未見

味齋經驗眼論方

一卷

未見

按右二書見于澹生堂書目

四要集

醫藏目録四卷

未見

彭氏用光簡易便覽眼目方

醫藏目録四卷

未見

李氏闕名心授鴻飛仙丹辨證

醫藏目録一卷

未見

亡名氏眼目神驗方

醫藏目録一卷

未見

神機着略

醫藏目録卷闕

未見

宜明眼科

未見

按右見于本草綱目

李氏藥師金鎞秘論

十二卷

未見

四庫全書提要曰金鎞秘論十二卷舊本題梁谿流寓李藥師撰不知何許人自序稱唐李靖以三等法教士故以三等法治病藥師之稱適符靖字殆亦寓名歟其書分十二門皆

論醫目之法故曰金鎞蓋取佛書金鎞刮眼之義也、

濮氏鏞杏莊集

未見

按

亡名氏明目良方

二卷

存

饒鐸序曰愚自早歲觀書過度患目旬月遍求之醫弗能愈

一日先人樂志翁謂不肖曰、昔有一老軍以眼科鳴世還自

遼陽曾惠書一帙、寶藏久矣子、何不攷是書以求其效、不肖

於是展誦三復，如所謂醫瘴證候，輪廓根源，及眼目形狀，治要詩訣，靡不具載，遂令醫者按方用藥，倏覺雙目瞭然，後初聞者爲之驚愕。先人又喜而謂之曰：是書捷効如此，不可私於一己。異日尚得一官，當捐俸鏤板，以廣其傳，亦濟人利物之一端也。嗚呼！先人用心仁矣。今不肖幸而述録而鋟，亦不忘先人之命矣。

龔氏廷賢秘授眼科百効全書

三卷

未見

袁氏學淵秘傳眼科七十二證全書

六卷

存

岳氏甫嘉眼科指迷良方

未見

按右見于醫學正印種子編附記、

亡名氏秘傳明目直指

三卷

存

亡名氏眼科全書

三卷

存

王協抄刻始末述略曰、余以辛卯循序入都、應明經廷試、候選吏部、偶過京山友人秦公緒館中、見案頭有眼科抄本一、部、披閱竟、覺其有異、蓋世之專門是科者、止云七十二證、此則一倍有奇、前序列形證、後則因證配方、其中或治、或不治、莫不條分縷晰、備極精詳、末又附以點洗昇煉靈藥諸方、皆神妙入微、詢其所自、云借之同鄉黃岡令太史王消來先生、時先生尚肄業國學也、其先太史安生公任淮司李時、有醫者、秘此書爲家秘、不肯輕以告人、偶羅奇冤、公力爲之伸雪、知有此書、索觀之、醫乃出以呈于公、並借以云報也、兵燹之後此書猶存、渭來先生攜之都中、欲授梓而未果、公緒素嬰目疾、暫假攷驗、因借歸館、時正隆冬、寒爐呵凍、手錄一部、浠川年友岑碧甫亦手錄一部、各藏行笥云、

青囊完璧

七卷

存

王協序曰、予曩令華亭時、嘗刻眼科全書、而其書所由始末已具其序中、不復贅、爲越六年、又獲抄本一部、較之於前刻者、其論議精確、證方全備、蓋原本之完美者也、而知前刻之未盡善、雖欲拾遺補闕、既出于人間、而不可盡得復收、遺恨

不寡矣因切念更刻此書以彌縫前漏手録較正之際適得明人傅仁字所纂録審視瑤函而反覆披閲則知傅氏全竊此書改頭換面錯置冠履顛倒衣裳且据摭不急冗論無用套語而推衍排列以眩目駭耳埋没前人之苦心冒爲己有刻成庸陋之書以欺世求名且其凡例中有言曰昔人載一百六十證則失之濫上古著七十二證則失之簡是亟摘要刪繁纖鉅各當定爲一百八證云意黠俐狡猾靡所不至殊不知故以對病施治議證設方舉世仁心嚴然具在者何有所害刻迫削刻如此容易也竊意無佗蓋傅氏所獲亦殘脱抄本而所謂一百六十證方不具全者故不得已虛喝大言

以嚇人耳、試將此書較照傅氏審視瑆亟、則真贋妍媸自然、呈露寧俟辨耶、且夫此書、予所目睹、前後二部、俱只曰眼科書、而另無題號、且併此作者名氏、顧前代隱德君子、孜孜切切予濟世憫民之情、不能得已、而所著作、實所謂一百六十證論治術條理縷晰、備極精詳、於戲此書再出于世、而后之盲瞽者、復明還光、應屈指而期爾、青囊之術、於是乎可稱完璧矣、故更題青囊完璧、壽梓公四方、抑彼傅氏之子、亦明李耑門世業士、名于一時者、其論說中、非無一二發明之采取、故今舍短擇長、以閏色此書、揚傳之功、以償其罪也、吁傅氏之靈、其有知、稱予為異世忠臣而已矣、康熙十二歲次甲寅、

楚蘄約菴居士王協恭男甫撰、

傅氏仁宇眼科審視瑶函

六卷

存

亡名氏異授眼科

一卷

存

鄧氏苑一艸亭眼科全書

一卷

存

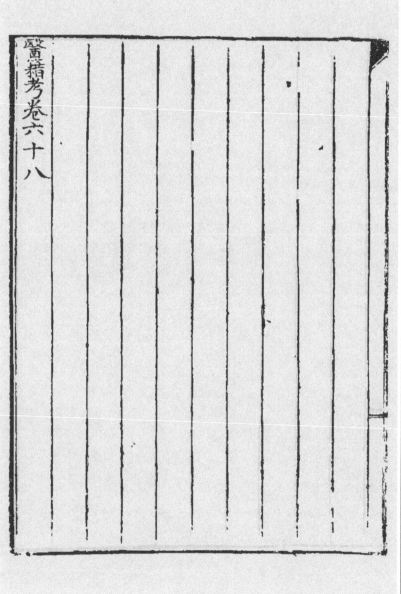

醫籍考卷六十八

醫籍考卷六十九

東都　丹波元胤紹翁　編

方論四十七

張仲景口齒論

宋志一卷

佚

邵氏英俊口齒論

新唐志一卷

佚

排玉集

新唐志三卷、註曰、口齒方、崇文總目作三卷、

佚

中和先生口齒論宋志作沖和先生

崇文總目三卷

佚

廣陵正師口齒論宋志作唐陵王師

崇文總目一卷

佚

鄭樵曰、唐供奉僧普濟撰、

釋氏普濟口齒玉池論

崇文總目一卷

佚

亡名氏咽喉口齒方論

崇文總目一卷

佚

療口齒方

崇文總目一卷

佚

薛氏已口齒類要

醫藏目録一卷

存

張氏宗良喉科指掌

六卷

存

彭啓豐序曰、夫醫之爲類最繁、其爲道甚難、而于咽喉一科、則尤難之難者也、咽以納食、喉以納氣、納食者爲胃脘、而通于脾、從土化、納氣者爲肺脘、而通于心、從金化、金性燥、其變動爲澀、澀則閉塞而不仁、故喉病謂之痺、土性濕、其變動爲泥、泥則壅脹而不通、故咽病謂之腫、咽喉者 人能知之、而至其證之虚實寒熱、與夫治法之攻補升降、所爲剖析于毫芒析衷于疑似者非聽音切脈辨氣察形鮮不以銖黍之差成淄澠之判即或兢兢慄慄試探揣摩遂不得當顧勢急而救之以緩勢重而投之以輕因循之害其法謬戾幾何故曰難之難者也吾郡留僊張先生素精醫理其于咽喉一科究心而深且久採輯成方參以已見條列詳細裒集成編自神氣脈理以及色之青紅紫白音之高下沉浮一一皆有註釋瞭然指掌較若列眉合諸所治之證如燈取影百無一失真濟厄之慈航拯危之寶筏其所經驗取効蓋不可勝數同人咸慫慂付剞劂俾遠近之習此道者流傳其說發揮其蘊其爲功于世寔也何可涯量是爲序乾隆丁丑春王三月

醫籍考卷六十九

[illegible]多田[illegible]

醫籍考卷七十

東都　丹波元胤紹翁　編

方論四十八

亡名氏金創瘲瘛方

漢志三十卷

佚

服虔曰、音瘛引之瘛、

顔師古曰、小兒病也、瘛音充制反、瘲音子用反、

華氏佗外科方

醫藏目録卷闕

未見

劉氏涓子鬼遺方 新唐志作男方宋志作鬼論並訛

隋志十卷

闕

隋志註曰龔慶宣撰

龔慶宣序曰昔劉涓子晉末於丹陽郊外照射忽見一物高二丈許射而中之如雷電聲若風雨其夜不敢前追詰旦率門徒子弟數人尋蹤至山下見一小兒提罐問何往為我主被劉涓子所射取水洗瘡而問小兒曰主人是誰人云黃父鬼仍將小兒相隨還來至門聞擣藥之聲比及遙見三人一

人閒書，一人搗藥，一人卧爾，乃齊唱叫笑，三人並走，遺一卷癰疽方並藥一臼。時從宋武北征，有被創者，以藥塗之，卽愈。論者云：聖人所作，天必助之，以此天授武帝也。涓子用方爲治，千無一失，演爲十卷，號曰鬼遺方。（舊脫演爲以下九字，今據太平御覽訂補。）姊適余從叔祖涓子，寄姊書，具叙此事，并方一卷，方是丹陽薄紙本寫，今手跡尚存。從家世能爲治方，秘而不傳，其孫道慶與余隣居，情款異常，臨終見語，家有神方，兒子幼稚，苟非其人，道不虛行，尋卷診候，兼辨藥性，欲以相傳屬余。旣好方術，受而不辭，自得此方，於今五載，所治皆愈，可謂天下神驗。劉氏昔寄龔方，故草寫多無次第，今輒定其前後，蔟類相從，爲

此一部流布、鄉曲、有識之士、幸以自防、齊永元元年大歲己
卯五月五日撰、
龔道慶曰、王祖母劉氏有此鬼方一部、道慶祖考相承、謹按
處治、萬無一失、舅祖涓子兄弟自寫、稱云無紙、而用丹陽錄、
永和十九年、資財不薄、豈復無紙、是以別之耳、顧修曰、永和祇十二年、且去宋武甚遠、疑元嘉之訛、
宋書宗室傳曰、遵考、父涓子、彭城內史、
錢曾曰、劉涓子鬼遺方五卷、劉涓子不知何許人、晉末於丹
陽郊外、射中一物云云、是書極爲奇秘、收藏家罕見之、別有
劉涓子治癰疽神仙遺論一卷、與此同是宋鈔、皆宜別錄副

本備之

神仙遺論

宋志十卷

闕

陳振孫曰：劉涓子神仙遺論十卷，東蜀刺史李頔録。按中興書目引崇文總目云：宋龔慶宣撰。劉涓子者，晉末人，於丹陽縣得鬼遺方一卷，皆治癰疽之法，慶宣得而次第之。今按唐志有龔慶宣劉涓子男方十卷，未知即此書否？卷或一板，或止數行，名爲十卷，實不多也。

甘氏濬之癰疽部黨雜病疾源

隋志三卷
佚
療癰疽金創要方
隋志十四卷
佚
療癰疽毒惋雜病方
隋志三卷
佚
甘氏伯齊療癰疽金創方
隋志十五卷唐志作十二卷

佚

亡名氏癰疽論方

隋志一卷

佚

療癰經

隋志一卷

佚

療三十六瘻方

隋志一卷

佚

秦氏（政傳）療癰疽諸瘡方

隋志二卷

佚

喻氏義纂療癰疽要訣　宋志作廣癰疽要訣

唐志一卷

佚

瘡腫論

唐志一卷

佚

鄭樵曰唐西川節度史藉喻義撰

錢侗曰、崇文總目瘡腫論一卷、喻義撰、侗按通志畧作籍喻義撰、誤也、按千金方癰疽門五香連翹湯註曰、要籍喻義有黃耆、甘草芒消各六分、據此藝文畧史籍二字、當作要籍、蓋係官銜、唐書百官志曰、節度使府院法直官要籍逐要親事各一人、又藝文志、有江承宗刪繁藥詠三卷、註鳳翔節度要籍、可以證焉、

沈氏（雜之）癰疽論

唐志二卷

佚

藺道者仙授理傷續斷方

四卷

存

亡名氏序曰此方乃唐會昌間有一頭陀結草庵于宜春之
鍾村貌甚古年百四五十歲買數畝墾畬種粟以自給村氓
有彭叟者常常往來其廬頗情甚稔或助之耕一日彭之子
升木伐條誤墜於地折頸挫肱呻吟不絶彭訴于道人道人
請視之命買數品藥親製以餌俄而痛定數日已如平時始
知道人能醫求者益衆道人亦厭之乃取方授彭使自製以
應求者且誓之以無苟取毋輕售毋傳非人由是言治損者

宗彭氏彭叟之初識道人也三十許今老矣然風采無異前時問其姓名曰蘊道者問其氏曰長安人也始道人閉門不通人事人亦少至惟一鄧先生每春晴秋爽携雅過之必載酒殽從焉道人懸一椰瓢壁間鄧至則取瓢更酌彭或遇之亦酌二人皆談笑竟晷醉則高歌其詞曰經世學經世學成無用著山中樂山中樂土堪耕鑿瘿瓢有酒同君酌醉臥草廬誰喚覺松陰忽聽雙鳩鶴起來日出穿林薄彭躋朴不知所言爲何惟熟聽其歌亦得其腔每歸對人歌之人亦不省居久鄧先生不至彭問道人道人云已仙去彭卒不悟後江西觀察使行部至袁州聞彭所歌異之詰其詞得道人姓氏遂

達人同彭叟至其廬邀之至則行矣惟瓢存焉廉大以爲恨
謂彭得其治損諸方因易其村曰筆道人有書數篇所授者
特其最後一卷云

亡名氏癰疽論
崇文總目三卷
佚

釋氏智宣發背論
崇文總目一卷
佚

白氏李發背論

崇文總目十卷 通志畧、宋志、作一卷、

佚

李肇曰、白岑嘗遇異人、傳發背方、其驗十全、岑賣弄以求利、後爲淮南小節度使高適、脅取其方、然終不甚効、岑至九江、爲虎所食、驛吏收其囊中、乃得眞本、太原王昇之寫以傳布、

國史補

釋波利譯吞字貼腫方 通志畧、作唐波馳波利奉詔譯、

崇文總目一卷

佚

亡名氏瘰癧方

崇文總目一卷

佚

療小兒丹法

通志畧一卷

佚

邢氏元朴癰疽論宋志註、邢一作郱

宋志一卷

佚

徐氏夢符外科灸法論粹新書

宋志一卷

佚

王氏蘧經効癰疽方

宋志一卷

佚

自序曰元祐三年夏四月官京師疽發於背召國醫治之逾月勢益甚得徐州蕭縣人張生以艾火加瘡上自旦及暮凡一百五十壯知痛乃已明日鑷去黑痂膿血盡潰膚理皆紅亦不復痛始別以藥傳之日一易焉易時旋剪去黑爛惡肉月許瘡乃平是歲秋夏間京師士大夫病疽者七人余獨生此雖司命事然固有料理不知其方遂至不幸者以人意論

之可爲慨然於是撰次前後所得方摸版以施庶幾古人濟
衆之意紹聖三年三月日題本事方

胡氏檣治癰疽膿毒方
宋志一卷
佚

史氏源治背瘡方
宋志一卷
佚

史源序曰源幼時學舉業全不知醫藥甲戌年自大學歸省
國醫常頴士器之適在府下求爲母氏一診云有蓄熱必渴

時母子不引飲，略喜水。又云：但防作瘡，覺瘡便著艾于上，熱盛則五花灸之。謂中及四旁，隨赤到處灸，非方停也。切記。至辛巳年六月望日，毋氏忽言背胛間微痒，視之有赤半寸許，方有白粒如黍粟。記器之言，乃急著艾，其赤隨消，故二七壯而止。信宿復覺微痛，視之有赤下流，長二寸，闊如韭葉，舉家不悉，皆以前灸爲悔，親戚交謫，謂赤熱如何用火，有訴器之者，遂呼外醫用膏藥覆之，益引一日夜增一暈，至二十二日，衡斜約六七寸，痛楚不勝，間一呻吟，聽之心碎。蒼忙詢告，或云等慈寺尼知全者，前病瘡甚大，得灸而愈。奔問之，全云：劇時昏不知，但小師輩言范八奉議忠宣之子守定灸八百餘壯方甦，約艾一斛爾。亟歸白之見從始以銀杏作炷其上十數殊不覺乃截四旁亦引其炷減四之三皆覺痛七壯後覺痒每一壯燼則亦隨縮入灸至三十餘壯赤暈收退病者信遂以艾作團梅杏大灸其上漸加至雞黃大約四十團方覺痛視火焦處已寸餘蓋灸之遲而初發處肉已壞壞肉盛隔至好肉方痛爾四旁知痛者肉未壞也又有言一潘殿直居城南施瘡藥每效源即再拜邀講時已熏黑火焮滿背潘以手離瘡五六寸許試之云瘡高阜而熱不妨（且云怕不高而熱氣少者）病者食粥訖安寢（前此六夜不寢）至曉示之瘡如覆一甌突然高三四寸上有百數小竅色正黑以千金所說與潘氏高阜之言求之突然高者毒氣出外

而聚也、百數小竅者、毒未聚、而浮攻肌膚也、色正黑者、皮與肉俱壞也、非艾火出其毒於壞肉之裏、則五藏逼矣、至是方悟明堂圖與烟蘿子所畫五藏在背、如懸挂然、今毒行分肉間、待其外穿潰、則內虛外實、虛則易入、實難出、較然可見、而聽庸醫、用尋常赤腫敷貼凉冷藥以消散之、此借寇兵也、源痛自咎、爲人子不曉醫藥、致親疾危甚、荷神明扶佑於蒼茫間、問知艾力已危而獲安、顧何以報神明之德、唯詳具灸效、及以名醫所論、長者所教、體常治療、將養避忌之法、盡告後來、庶以推廣聖賢兼濟之意、警發人子之用心、少謝毋氏獨獲更生之幸云、壬午上元日、潁昌史源序、

定齋居士五痔方

宋志一卷

佚

宋氏霖丹毒備急方

宋志三卷

佚

李氏𨼒名癰疽方

宋志一卷

佚

亡名氏治發背惡瘡内補方

宋志一卷

佚

亡名氏衛濟寶書

宋志一卷

未見

陳振孫曰：衛濟寶書一卷，稱東軒居士，不著名氏，治癰疽方也。

四庫全書提要曰：衛濟寶書二卷，舊本題東軒居士撰，不著名氏。陳振孫書録解題、宋史藝文志皆列其目，爲一卷，世間久無傳本，惟永樂大典内尚有其文，并原序一篇，稱予家藏癰疽方論二十二篇、圖證悉具、可傳無窮、故記之曰家傳衛濟寶書、序中具述方論之所自來、而復言憑文註解、序言隻字皆不妄發云云、然則是書所載本以經驗舊方、裒輯成帙、惟中間註語乃東軒居士所增入耳、又別有董璉序一篇、紀其得此書於妻家汪氏始末、中有乾道紀年、知東軒居士尚當爲孝宗以前人、特其姓名終不可考、至徐文禮不過校正刊行、而所作後序亦有舉諸家治法集成一書之語、乃當時坊本售名欺世之陋習、不足信也、其書首列論治諸條、皆設爲問答之詞、原序以爲傳之不老山高先生、其說頗荒誕、不可稽、而剖晰精微、深中奥妙、實非有所師授者不能、其後臚列諸方、附以圖說、於藥物之修製、針灸之刺害、抉摘無遺、多後來醫流所未見、謹因其舊文、掇拾排比、析爲上下二卷、著之於録、以備醫家之一種、其乳癰軟癤二門、則別系之卷末、俾各從其類焉、

李氏迅集驗背疽方

書録解題一卷

未見

李迅序曰、耕當問農、織當問婢、業之貴乎專門、固也、昔得於口耳道聽、古人所不取、余自上世本以儒術名家、取科第與鄉薦代不乏人、今摘末艾、於醫方特寓意於其間、志在濟人

而已他無苟焉其視徒廣於收方每有所得靳而不與人者心實病之凡士大夫家傳名方每喜於更相傳授至於醫生術士或有所長賂以重賄幸而得之則必試而用之心知其經驗有因病來叩隨證贈方一無吝色行之無倦繼志述事今歷三世獨背疽之疾世醫以為奇疾望風斂手於是尤盡心焉始則試之田夫野人中則用之富家巨室久而獻之貴官達宦有如印券契鑰之驗屢欲編集以貽後人愧非專門而止茲因賢士大夫適爾過聽諄諄下問欲廣其傳乃退而敬嘆其存心之良高出收方之士數百等用是不敢固辭取平昔所用經驗之方從而編次明辨其證候詳論其顛末與

夫用藥之先後，修合之精粗，病者之調攝，飲食居所之戒忌，靡所不載。自知鄙俚而繁贅，然以口授心傳之術而寄於筆端，一或不詳且盡，因致錯誤，則性命所繫，陰譴之報，其誰尸之，故不恥而爲之撰集。用藥之際，更宜謹思之明辨之。宦遊四方，聞見益廣，續得名方，因風教告，以警不逮，豈特愚之素志，實君子聞善相告之意也。慶元歲在柔兆執徐，律中大呂中澣日，遂江李迅嗣立書。外科精要

陳振孫曰：李氏集驗背疽方一卷，泉江李迅嗣立撰，凡五十二條，其論議詳盡曲當。

四庫全書提要曰：集驗背疽方一卷，宋李迅撰。迅字嗣立，泉

州人，官大理評事，以醫著名。此書見於陳振孫《書録解題》，稱

所集凡五十三條，其議論詳盡曲當。馬端臨《經籍考》亦著於

録，而題作李逸撰，與《書録解題》不合。今案此書前有鄭應祥

序，亦云嗣立名迅，則《通考》誤也。背疽爲患至鉅，俗醫剽竊一

二册方，或妄施刀針，而於受病之源、發病之形，及夫用藥次

第、節宣禁忌之所宜，俱置不講，故夭閼者十恒八九。今迅所

撰，於集方之前，俱系以論說，凡診候之虚實、治療之節度，無

不斟酌輕重，辨析毫芒，使讀者瞭如指掌。中如五香連翹湯、内

補十宣散、加料十全湯、加減八味丸、立效散之類，皆醇粹無

疵，足稱良劑。至忍冬丸與治乳癰發背神方，皆柢金銀花一

味、用藥易而收功多、於窮鄉僻壤難以覓醫、或貧家無力服藥者、尤爲有益、洵瘍科中之善本矣、謹從永樂大典中、採掇裒訂、仍爲一卷、其麥飯石膏及神異膏二方、諸方中最神妙者、而永樂大典乃偶佚之、今據蘇沈良方及危亦林得效方補入、又赤水元珠、亦載有神異膏方、與得效方稍有不同、今並列之、以備參考焉、

按查文獻通考、亦作李迅、其誤作李逸者、見于國史經籍志提要說失考、

伍氏起予外科新書 舊作起子、訛、

宋志一卷

佚

鄒應龍序曰：大抵癰疽發于背者，至危殆之疾也，多至不救者，夫豈皆命也哉？然有法可活，非膏塗未傳之能愈。初覺便從頭上作艾炷，宜泄蘊毒，使毒氣亟奪，而無内蝕之患。癰頭及頸則否，此更生法也。灼艾之外，則又有奇方存，起予平昔屢用屢效，實不敢私，以廣其傳。開禧丁卯十月旦日，江南西路提刑鄒應龍爲之序跋，刋于章貢。外科精要

亡名氏外科積要方

佚

按右見于朱氏集驗方。

張氏允蹈外科保安要用方

宋志五卷書録解題作三卷

佚

陳振孫曰外科保安方三卷知興化軍亳社張允蹈家藏方

龔參政茂良劉太史夙爲之序跋

亡名氏五發方論

書録解題一卷

佚

陳振孫曰五發方論一卷不知名氏亦吳晦父所録

李氏世英癰疽辨疑論

二卷

存

史彌忠序曰余嘗覩隋大業中巢元方等著諸病源候論其論癰疽諸證固多本於古書但能定人以必死之期而未嘗示人以救死之方然則此書流傳於世見之者毛骨竦立而已果何益乎近時陳無擇三因方盛行所謂病有三因者實原於金匱要略非臆說也其爲癰疽叙論謂陰滯於陽則發癰陽滯於陰則發疽而此二毒發無定處常以脉別之浮洪滑數則爲陽微沉緩濇則爲陰陰則熱治陽則冷治可謂明白簡易矣然考其所用之方則不能無疑如乳香連翹與漏

蘆二湯及洪丞相所序內補散固已明言不可守此一法而普攻之矣但謂內因則用遠志外因則用大黃不內外因則用甘草所謂陰則熱治者初未嘗有方及之後雖有內塞散一方亦用附子但施之於熱退膿血不止之時非是用於其疾興作之際則夫熱治之說竟成泯默而無傳可乎余弟定叔得此疾於積年患渴之後不數日間腫大如杯勢極可慮不敢輕用外科父子兄弟相與爲謀惟有李君太醫老成更練可付茲事亟致禮招之至則診其脉察其證遽舉手相賀曰此陰病也見得甚明無庸過憂但用多備雄附等料耳暨服其藥數日病者大覺煩躁且索冰水沃手盥漱至呼諸子

來前而詰李君曰，汝以附子殺我，我死，兒輩恐不從汝取償吾命乎。李君但笑而唯唯，不得已而應之曰，今夜迺住此藥，退而語諸子曰，今正是服附子時，舍則無藥可進。況病人飲食精神，皆不失常，瘡潰而膿如湧泉，皆善證也，非服附子之功而何。但用附子，稍雜以他劑而進之，使不能别其氣味，斯可矣。諸子如其言，遂收全功。病涉數月，用附子逾三百之數，皆余所目擊。向使李君初無定見，終無定力，顧不殆哉。余於此尤惜陳無擇三因方證治，未及處熱治之方也。李君世攻外科，壯歲從古縮陸，從老學，指下明徹，如洞見肺腑，用藥親切，如射必中的。晚歲遂爲吾鄉獨步，一日與余言，今老矣，且憚於出入，然醫書之備，莫盛於今日，學者儻能按圖而索焉，十豈不能得其五六，但癰疽一證，實爲至危之疾，乃絕無所謂熱治之方，後學何所考據，況近世有不幸而罹此疾者，多發於陰，如憂慮鬱結，色慾過度，陽氣衰弱，榮衛不調，非陰類乎，某輒犯不韙，著辨疑論，仍以常用既效之方，具述于後，因欲命工刻梓，以廣其傳，幸不靳一語，與之即可，則其爲不費之惠矣，豈淺淺彌忠當不文辭，而此論不必以文而行遠，於是乎書，淳祐壬寅季秋，既望，端明殿學士金紫光祿大夫致仕史彌忠序，

李世英跋曰，僕年過縱心，歷醫五十餘載，耳聞目見，受此病

者十中僅有三二可保其生，緣此病有陰陽緩急之異。蓋醫者不决，使病者惶怖。世英僅將家傳積世秘效之方書，參考古今諸家之論，并親承前輩諸老先生指證之教，編成一帙，命曰《癰疽辨疑論》。其實只欲辨明陰陽之疑惑，次用藥劑之輕重，非敢爲贅言也。更望四方高明之士，洞燭此書，或恐語未能盡善，悉爲攷證，庶得旨要諦當。欲廣流傳，深願家家盡曉，人人自會。或城邑市井，猶可命醫，或道途阻深山大澤，忽感此疾，倉卒之間，命醫未及，但將此書詳覽，先別陰陽，隨證施治，庶不敢陰陽錯繆，舉獲康寧，爲利益小補哉。時大歲壬寅，淳祐二年仲冬晦日，雪巖李世英少穎書。

醫學正傳卷今云、外科精要一書、惟務紀錄舊方、應酬輕小證候耳、

陳氏（自明）外科精要

醫藏目錄三卷

存

陳自明序曰、凡癰疽之疾、比他病最酷、聖人推爲雜病之先、自古雖有瘍醫一科、及鬼遺等論、後人不能深究、於是此方淪没、轉乖迷途、今鄉井多是下甲人、專攻此科、然治此疾、又多富貴者、内經云、大凡癰疽多生於膏粱之人、僕家世大方脈、每見治此疾者、十存一二、蓋醫者少有精妙能究方論者、間讀其書、又不能探賾索隱、及至臨病之際、倉卒之間、無非對病閱方、遍試諸藥、況能療癰疽持補割理折傷攻牙療痔、

多是庸俗不通文理之人，一見文繁，即便厭棄。病家又執方論以詰難之，遂使醫者鼯鼠技窮，中心惶惑，當下不下，悠悠弗決，遷延日久，遂令輕者重，重者死。又多見生疽之人隱諱者衆，不喜人言，是癰疽發疾，但喜云只是小小癤毒，已及至孔洪，遂致不救。又有病家猜鄙，吝其所費浩瀚，不肯請明了之醫，而甘心委命於庸俗之手。或有醫者，用心不臧，貪人財利，不肯便投的當伐病之劑，惟恐效速而無所得，是禍不極則功不大矣。又有確執一二藥方，而全無變通者。又有當先用而後下者，當後下而先用者。多見一得疾之初便令多服排膿內神十宣散，而反增其疾，此藥是破後排膿內補之藥，而洪內翰未解用藥之意，而妄爲序跋，以誤天下後世者衆矣。陳無擇云當在第四節用之、是也、又有得一二方子以爲秘傳、惟恐人知之、寶貴之人不見藥味、而不肯信服者多矣、又有自知衆人嘗用已效之方、而改易其名、而爲秘方、或妄增藥味、以惑衆聽、而返無效者、亦多矣、此等之徒、皆含靈之巨賊、何足相尚、又有道聽塗說之人、遠來問病、自逞了了、詐作明能、談說異端、或云是虛、或云是實、出示一方、力言奇效、奏於某處、此等之人、皆是貪諛、其實皆未曾經歷一病、初無寸長、病家無主、易於搖惑、欲於速效、又喜不費資財、更不待醫者商議、可服不可服、即欲投之、倏然至禍、各自走散、古人云、貧無達士將金贈、病有閑人說藥方、此世之通患、歷代不能革、凡癰疽之疾、眞如草寇、不守法律，出意凶暴，待之稍寬，殺人縱火，無可疑者。凡療斯疾，不可以禮法待之，仍要便服一二緊要經效之藥，把定臟腑，外施鍼灸，以泄毒氣，其勢稍定，却乃詳觀方論，或命醫者詳察定名，是癰是疽，是虛是實，是冷是熱，或重或輕，對證用藥，無失先後次序，病者不必憂惶，醫者確執己見，不可妄立名色，愴惶惑亂，收效必矣。如近代名醫李嗣立、伍起予、曾孚先輩編集上古得效方論要訣，愚因暇日，採摭群書，自立要領，或先或後，不失次序，其中重複繁文者削之，取其言簡意盡，綱領節目，整然不紊，庶幾覽者如指諸掌，雖不能盡聖人之萬一，使臨病之際，便有所主，毋致渴而穿井，鬪而鑄兵者乎，

旹景定癸亥孟秋寶唐習醫陳自明良甫序、

朱氏震亨外科精要發揮

佚

桉右見于宋濂丹溪朱公石表、

熊氏宗立外科精要附遺

三卷

存

薛氏已校註外科精要

三卷

存

薛己序曰：外科，蓋指瘡瘍門言也。上古無外科專名，實肪於季世，後人遂因而分內外爲二科。兹外科迺宋陳良甫先生所著，雖以瘍科名其書，而其治法固多合外內之道。如作渴泄瀉灸法等論，誠有以發內經之微旨，殆亘古今所未嘗道及者，可傳之萬世而無弊也。第其他所設方藥，亦不無宜於昔而不宜於今者，非先生之術有未精要也，良由今人所禀遠不逮昔，雖使先生至今存，亦不得不因時而損益之矣。余於時自忘淺鄙，漫倣元本之所既備而未悉者，斷以愚意而折衷之，仍其舊名，釐爲四卷。其補録一卷，則出余管見，同志幸勿咎其僭，而進其所未至焉。嘉靖丁未春月吉日奉政

大夫太醫院使致仕吳郡薛己謹序、

外科精要補

一卷

存

竇氏（傑）瘡瘍經驗全書

醫藏目録十二卷

存

申時行序曰宋有竇漢卿者以瘍醫行於慶曆祥符之間詔治太子疾召入仁智殿下訊之、未幾太子病愈、輒嘉勞之封爲太師以國老稱、遂命製諸方以弘濟寰海外内、一時神其術者，咸知有竇氏瘍醫矣。然其書之傳於世者，分析種種，繪圖定方，具有法度，信利人之妙術，濟世之弘軌也。我朝以來，家有傳焉，其方多驗。裔孫楠續授太醫院醫士，其子夢麟術業益工，聲稱籍甚，乃緝遺書，重增經驗諸方，梓以行世。蓋迎漢卿爲合肥人，嘗遊江湖，遇一至人，而其術益神，則醫業之精，信非偶然者矣。夢麟號仲泉，今家常之無錫，與華太學復陽游，復陽爲秋官補菴公之子，比來京師，備能道之

四庫全書提要曰：瘡瘍經驗全書十三卷，舊本題宋竇漢卿撰，卷首署燕山竇漢卿，而申時行序考宋藝文志不載此書，僅有竇太師子午流注一卷，亦不詳竇爲何名，疑其說出

於附會，且其中治驗，皆夢麟所自述，或即夢麟私撰託之，乃祖也。國朝康熙丁酉，歙人洪瞻巖重刋，乃云得宋刻秘本校之，殆亦虗詞。

按竇傑，金末人，事覆詳著于明堂經脉類申氏說，妄甚。

胡氏元慶癰疽神秘灸經

醫藏目録一卷

存

楊子成序曰：人具五藏之形，而氣血之運，必有以疎載之。其流則曰歷，曰循，曰經，曰至，曰抵，其交際則曰會，曰過，曰行，曰達者，槩又所謂十二經為十二經，左右手足，各備隂陽者，三陰右而陽左也。陽順施而陰逆施，以三陽言之，則太陽少陽陽明，則陽有太少也矣。而有陽明者，取陰陽合明之意也。以三陰言之，則太陰少陰厥陰，陰既有太少矣，又有厥陰者，取兩陰交會之義也。非徒經之有十二，又有系絡者，爲系絡之數，三百六十五，所以附經而行，周流不息。若陰陽維蹻衝帶六脉，皆有所繫，惟任督二經，則包乎腹背，而有專穴，諸經滿而溢者受之，初不可常而忽爲。宜與諸經並論，通考其穴，三百五十又七。此人身之常徧也，▢經血所滯，發而爲癰疽，爲疔癤，此皆氣血不能通之謂也。歷觀諸經，傳變不一，是經之滯，當審何經所發，何穴所滯，辨視其穴，則用火以攻之，疏其源流而無滯也，猶如溝渠塞其庭水泛濫，今胡元慶先生深窮妙理，迴遍玄微，遂緝十二經所滯之穴，毫端妙理，用以廣生民之福，同躋仁壽之域也。至正甲子，永昌楊子成序。

薛氏已齋。瘡瘍神秘灸經校補
一卷
存

齊氏德之。外科精義
國史經籍志二卷
存

齊德之曰：夫醫者，人之司命也；脉者，醫之大業也。蓋醫家苟不明脈則如冥行索途動致顛覆矣夫大方脈婦人小兒風科必先診脈後對證處藥獨瘡科之流多有不診其脈候專攻治外或有證候疑難別招方脈診察於瘡科之輩甘當淺陋之名噫其小哉如是原夫瘡腫之生皆由陰陽不和血氣凝滯若不診候何以知陰陽勇怯血氣聚散耶由是觀之則須信療瘡腫於診候之道不可闕也歷觀古今治療瘡腫方書甚多其間診候之法略而未詳比夫諸科甚有滅裂愚雖不才輒取黃帝素問難經靈樞甲乙及叔和仲景扁鵲華佗千金外臺聖惠總錄古今名醫諸家方論之中診候瘡腫之說簡編類次貫成篇帙首載診候入式之法次論血氣色脈

參應之源、後明脈之名狀、所主證候、及瘡腫逆從之方、庶使爲瘡腫科者、覽此則判然可曉、了無凝滯於胸次、一朝臨疾診候、至此則察逆從、決成敗、若黑白之易分耳、

四庫全書提要曰、外科精義二卷、元齊德之撰、德之始末未詳、惟其結銜稱醫學博士充御藥院外科太醫、是編先論後方、於瘡腫診候淺深虛實、最爲詳盡、考周禮天官瘍醫掌腫瘍潰瘍金瘍折瘍之祝藥劀殺之劑、註曰、劀謂刮去膿血、殺謂以藥食其惡肉、又曰、凡療瘍、以五毒攻之、註曰、今醫方有五毒之藥、合黄堥、置石膽丹砂雄黄礜石慈石其中、燒之三日三夜、其烟上著、以雞羽掃取之、以注惡肉破骨則盡出、

又曰以五氣養之以五藥療之以五味節之註曰既劀殺而攻盡其宿肉乃養之也五氣當作五穀字之誤也節節成其藥之力云云是則古者瘍醫攻補兼施之明證後之瘍醫惟持攻毒之方治其外而不治內治其末而不治本故所失恒多德之此書務審病之所以然而量其陰陽強弱以施療故於瘍科之中最為善本書中無一字及李杲李杲平生亦不以外科者原本附東垣十書之末蓋坊刻雜合之本取以備十書之數與所載朱震亨書均為濫入孫一奎赤水玄珠引之竟稱東垣外科精義不考甚矣

滑氏壽痔瘻篇

佚

桉右見于宋右攖寧生傳、

醫籍考卷七十

醫籍考卷七十一

東都　丹波元胤紹翁　編

方論四十九

亡名氏仙傳外科秘方　醫藏目録趙宜真撰

國史經籍志十一卷

未見

楊氏清叟外科集驗方

國史經籍志一卷

存

趙宜真序曰外科集驗方一帙迺永川楊清叟所編述以授

吳寧極寧極之子有本以授西平善觀李先生以授於宣真者其方簡要惜未版行故獨存之昨來遊金精福地道經雩都吾徒蕭天倪鳳岡本西昌望族自幼學道於紫陽觀廿載前嘗從予遊亦能召風雨濟旱潦蓋道緣深重履踐端恪之所致也其師弟劉致柔頃川數年間徧身苦瘡癬服荊煎湯敗毒散諸藥俱不效予因以外科方授之用返魂湯未終劑而愈天倪乃欣然捐己貲繡梓散施流通其惠濟之意如此則雨暘之應禱也宜哉雖然予有故人曾患鼓椎風往來寒熱數月伏枕諸藥不能療最后一醫士診之曰雖成痼疾而有客邪在少陽經未解若曾服五積散則誤矣詢之果然因

按小柴胡湯數服寒熱頓除，却用本科追風丸等藥，理其風證，而全瘳矣。夫雜病有方，傷寒有法，二者兼盡其道，乃爲良醫。若以大方外科，各專其一，正恐或有所誤，而不自知，則又豈能全美乎？此外科論證處方，雖極其造理，校於諸方爲獨優，在圓機之士臨證之時，尤當加審焉。洪武戊午九月朔日，浚儀原陽子趙宜真序。

外科序論

國史經籍志一卷

未見

亡名氏祕傳外科方

一卷

存

郭氏文才瘡科心要

二卷

未見

劉純曰、純早年居淮南於陳復初契家齋堂、得東原郭文才甫家傳瘡科心要二卷、特行四方、梓法每擇用之多獲奇效、玉機微義

王氏拳大河外科

二卷

存

王時槐序曰：永樂中，大河王拳得異人秘授，精外科方，啓傳其子孫者六世，効大顯，世莫不知有大河外科者，而其書顧益秘，莫有傳。代巡山泉吉公來按閩，間出一帙，槐得而觀之，所論著多朴而不文，往往務爲疐澁重複，雜以俚下之語，豈其故爲是，欲以晦其指，而終秘其傳耶？然公昔年嘗患肩癰曰馬刀，治不効，久之得奇方立愈，後數年乃見此書，則向所謂奇方者在焉。槐竊謂凡遣疾攝形之家，固稱多術，要在愛獲元氣，勿令伐傷，此其大指也。大河外科爲圖三十有六，大抵皆險惡危恠之疾，在庸醫且駭愕眙愕，即往往下峻烈猛毒之劑急攻其内斬速効旦夕故一臂瘍肘瘵而輙不救者則伐元氣之過也而此書附載諸方多疏解消導達支而衛本此其所以爲得歟嗟夫海隅塞外異時羽書相聞良足畏顧驅除在機術何如耳而慎毋畢耗吾民力此殆亦元氣之說而忠誠憂世眞爲社稷計者將必於大河有取哉書故抄本督屯憲僉黃君朏一見謂宜廣其傳遂相與請于公付梓云

陶氏華癰疽神驗秘方

國史經籍志一卷

存

十段關

醫藏目録一卷

未見

周氏文弼外科集驗方

二卷

存

自序曰醫一也然有内外科之異者蓋人之疾有内外故也科既有内外故古之專門者各有方書以傳後世第今之專於内者則精其内而瘍科或有所遺專於外者精其外而方脈或有未諳二者俱不能以無偏夫惟仁者愛人之心深長

而周密必欲兼之而後已弘治丙辰歲王殿下不以臣爲蒙
昧命臣於凡大方脉書内精選其方之經驗者區分類別且
論辨其下名曰醫方選要總一十卷以進内瘡科亦一帙爲
今年春睿意又以爲選要之集固足以爲内疾之療然人於
日用間莫不有飲食也亦莫不有喜怒也飲食不節喜怒不
常則未免致傷榮衛而瘡毒生爲其生也種類頗多兹瘡科
一帙烏足以盡療乎以故命臣重集外科方論務在較量之
也審簡拔之也精究其疾之源詳其藥之用以與選要配庶
不致有所偏廢臣於是尤有以仰知殿下仁愛及人之盛心
所謂深長而周密矣顧臣草茅學不足以明理醫不足以名

世氏庸膚淺務乎此、而遺乎此者也、曷克以稱上意邪、雖然
睿命不敢不遵、駑鈍不可不效、是以忘其固陋、集古名醫外
科諸書、謹擇其藥與證對、而隨患用巧者、依選要條例、裒成
二卷、名曰外科集驗方、上塵睿覽、夫疾之愈不愈、醫之良不
良、係乎方之驗不驗也、臣之所集、雖妄以集驗名、然亦管窺
蠡測、勉強以應命耳、若夫較量審、而簡拔精、究其源而詳其
用、則臣豈敢、弘治戊午歲秋九月吉日良醫副臣周文采稽
首謹序、

興王序曰、弘治丙辰、令良醫周文采、於大方脈書中已選其
方之驗且要者、爲十卷、名曰醫方選要、而外科方畧之尚未

備也。迨今年春，仍令本官於外科方書中集其方之奇驗者，爲二卷以進。吾覽之，見其考論精詳，處證不謬，深足定外科之關鍵，而開醫學之蒙昧也。因刻而廣之，俾天下之人凡嬰外之病，而識外之科者，得是書以治之，雖未能繼古人之神妙，而篤癈聾瞽，萬一可復之於全，生生之功，庶亦博哉。

許氏兆禎外科集驗

未見

按右見于吳秀醫鏡序。

韓氏秀楊梅瘡論治方

一卷

未見

韓懋曰：近時徽瘡，亦以霞天膏、入防風通聖散治愈，別著楊梅瘡論治方一卷，滇壺簡易方一紙，爲遠近所傳，用者輒效。醫通

薛氏己外科心法

國史經籍志七卷

存

外科經驗方

國史經籍志一卷

存

癘瘍機要

國史經籍志三卷

存

外科發揮

八卷

存

外科樞要

四卷

存

汪氏機外科理例

明史八卷

存

自序曰：外科者，以其癰疽瘡瘍皆見于外，故以外科名之。然外科必本於內，知乎內以求乎外，其如視諸掌乎。經曰：膏粱之變，足生大丁，由膏粱蘊毒於內而生也。又曰：營氣不從，逆於肉理，乃生癰腫，是癰腫由榮氣逆于肉理之內而生也。有諸中，然後形諸外，治外遺內，所謂不揣其本而齊其末，殆必已誤于人，已尚不知，人誤于已，人亦不悟。嗚呼！已雖不知，天必知之，人雖不悟，神必識之，異日明受天責，陰獲神譴，不在于身，則在于子孫矣。予于是懼，因輯此書，名曰外科理例，蓋

其中古人所論治無非理也學者能倣其例而推廣之于爲
而求古人不言之妙旨庶幾小不悮已大不悮人抑 有補
於將來爲輯已成編後得新甫薛先生心法發揮讀之觀其
論治亦皆一本于理而予竊喜暗與之合于是復采其說參
于其中庶得以爲全書而學者無復有遺憾矣是爲序嘉靖
辛卯冬十一月長至日祁門汪機識

四庫全書提要曰外科理例七卷附方一卷明汪機撰是書
成於嘉靖辛卯凡分一百四十七類又補遺七類共爲一百
五十四門後附方一卷凡一百五十六通前有自序其曰理
例者謂古人所論治無非理欲學者倣其例而推廣之也大

旨主於調理元氣，先固根抵，不輕用寒涼攻利之劑，又分爲舍脉從證、舍證從脉及治之不應別求其故三例，用法通變，亦異於膠執之談，惟措語拙澁，驟讀之或不了了，是其所短。然方技之書，不能責以文章之事，存而不論可矣。書中多引外科精要及朱震亨之論，又稱輯已成編，得新甫薛先生心法發揮，復採其說，參於其中，考新甫爲薛己之字，己父鎧，弘治時官大醫，則爲宏治正德間人，是書杖瘡門中記療治武宗時廷杖諫官事，則機在正德中，早以醫名，二人同時，而虛心從善如是，其持論平允，良亦有由也。

劉氏倫濟世外科經驗全方

一卷

存

劉宗序曰嘗論國政失則急於修省、夷亂華則急於攘禦、醫
道內外科亦然、御醫劉宗序已輯內科全方、詳委而數要、而
外科實並有闕、其重者關存亡死生、其輕者關悔吝安危者
也、南京太醫院判薛立齋彙古方書目、唐陸宣公編集良方、
李東垣十書及醫學正傳、救世良方、萬氏家抄等書、茲以海
上丹方爲主、採前書凡係於外科者、彙而盈箱、歷年餘、爲之
分門別類成篇、醫無漏診、診無漏證、證無漏方、使纖微疑似、
闡發明白、一證也、或逆境而憂憤成疾、或順而嗜慾滋毒、一

證也、或寒暑鬱結於內、或風露冒觸於外、一證也、或老稺之
兩境、或方域之各稟、一證也、或強弱之異質、或勞逸之殊由、
圖其像、則正人幾證、側人幾證、覆人幾證、婦證、童證、瘋證、歷
歷條例、無微不究、無隱不洞、不啻秦越人與盧扁隔垣可見
人疾病也者、行是集也、誠患家之針砭、醫林之準繩、其裨福
斯民之功、良不淺也、乃知醫人治國、理同事異、國得出將入
相如裴郭諸公、治兼內外、而寄之生生之任、則金甌永固、外
侮消萌、今下文闕

王氏伯學痔漏論

國史經籍志一卷

未見

楊氏得春瘡科通玄論

國史經籍志三卷

未見

白氏士偉中流一壺世善堂書目一曰癰疽摘要

未見

徐中行序曰、往余在武昌、親見觀察毛公方壯、疽發背、屬有

澤宮之役、不蚤治以劬病悴久之、桃源白博士士偉蜀仕族

也。三世病疽，得禁方以起。語云：「醫不三世，不效。」豈謂是哉！黔楚地故卑濕，往往病疽。而貴陽直指鄭公疽發於頸，危甚，徵博士治，輒効。至諸生編氓全活者以百數。而大中丞阮公履楚甸日，疽發于肓，食患。馮公亟遣博士往，方行而問至。馮公傷之，乃籍其方，布境內，庶幾不脛而走四裔，卽僻壤貧民猶然療治之耳。夫人之所病病疾多，醫之所病病道少。使聖人預知徵，能使良醫得蚤從事，則何恙不已哉！博士以精博起諸生間，王公大人莫不折節下之。曩過武陵，客省談十日，自兵略、象緯、堪輿、支離、覆逆之數，靡不中窾，而尤深於養生之指。其言曰：易行周流，詘信反覆，則氣無壅而疽自不作。豈倉

而所謂治不疾稱聖儒者等邪若博士可謂近之矣余先君東皐翁喜方術急人危厄甚於己私設先君在而笑當不後矣乃更置其中流一壺示急也而泫然授梓用承先志云

天目先生集

儒醫選要

醫藏目録一卷

未見

龔氏廷賢復明眼方外科神驗全方

六卷

未見

許氏（孫）瘡科方論

一卷

未見

桉右見于藂竹堂書目、

申氏（拱辰）外科啓玄

十二卷

存

申五常跋曰、宗兄斗垣公出一編、名外科啓玄、不佞弟手是編而卒業、論凡一伯二十有奇、毒發類凡二百三十有奇、方凡一千有奇、析爲十二卷、合爲一編、不欲緘藏肘後、行且壽

剞劂氏以公之九圜千禩蓋欲登世世於壽域公之陰行善使學醫者曙用仁心何深摰哉不但術貴藥而已

王氏肯堂瘍醫準繩

六卷

存

自序曰周禮天官冢宰之屬有疾醫瘍醫內外科之分久矣疾醫中士八人瘍醫下士八人重內輕外自古已然然未有不精乎內而能治外者也疾醫之所不能生者於父母遺體猶得全而歸之而瘍醫不然至於爛筋骨潰肌肉見藏府而後終爲故疾病於人唯死瘍最慘而世顧輕之何哉乃世之

瘍醫、明經絡、諳方藥、而不嗜利、唯以治人爲心者、千百無一
也、其見輕固宜然、不曰并自輕其命耶、余童而習岐黄之術、
弱冠而治女弟之乳瘍、虞翁之附骨瘍、皆起白骨而肉之、未
嘗有所師受、以爲外科易易耳、欲得聰明有志者指授之、使
爲瘍醫、而竟無有、故集先代名醫方論、融以獨得、而成是編、
與世專科書圖人形、列方藥、詫爲秘傳者、萬萬不侔、能熟而
玩神而明之、可以名世矣、余既以便差還故山、例得支俸、受
之則不安、辭之則立異、乃以付梓人、逾期而後竣事、於是諸
科分證用藥之書畧備矣、孰使余竊禄於朝、而又得優遊編
葺以行於世、豈非聖主之賜也歟、萬曆三十六年、歲在戊申、

七夕微雨作凉金壇王肯堂嬾軒下書

亡名氏瘍醫會要

醫藏目録二卷

未見

外科鈔録

醫藏目録卷闕

未見

外科方論

醫藏目録卷闕

未見

陳氏實功外科正宗

醫藏目録四卷

存

自序曰、歷下李滄溟先生嘗謂、醫之別內外也、治外較難于治內、何者內之症或不及其外、外之症則必根于其內也、此而不得其方、膚俞之疾、亦膏肓之莫救矣、遡今古治外者、豈少良法神術哉、或緣禁忌而秘于傳、或又蹈襲久而傳之訛、即無所訛、而其法術未該其全、百千萬症局于數方、以之療常症且不免束手、設以異症當之、則病者其何冀焉、余少日、即研精此業、內主以活人心、而外悉諸刀圭之法、歷四十餘年心習方目習症或常或異輒應手而愈雖微及岐黄之靈肉骨而生死不無小補于人間自叩之靈臺則其思慮殫竭矣既念余不過方技中一人耳此業終吾之身施亦有限人之好善誰不如我可不一廣其傳而壹韜之肘後乎于是覔其餘力合外科諸症分門逐類統以論系以歌敘以法則徵至病癥亦所不遺而論之下從以註見陰陽虛實之元委也方之下括以四語見君臣佐使之調停也圖形之後又綴以瘡名十律見病不可猜藥石之不可亂投也它若鍼灸若炮煉若五戒十要造孽報病之說不啻詳哉其言之也余心其益慊矣集既成付之梓名曰外科正宗既而攬鏡自照鬚鬢

已白歷下所云治外較難于治內庶幾識余之苦心哉里中顧比部諸君似亦嘉余之有裨于世谷褒以言而弁其端余則惶悚遜謝曰韓伯休名根未刬耶第諸君且褒余余敢不益廣諸君意謹唯命而以是公之養生家皆萬曆丁巳之秋七月既望東海陳實功謹識

范鳳翼序畧曰吾里若虛陳君少遇異人授以刀圭之術既後乃遂肆力於醫醫輙精即奇殤怪證一覩輙晳救以半匕無不立痂而愈雖有厚毒攻中陷胸洞脇萬無生理者亦必計日以瘥心手之間若有神與存爲矣又慷慨重然諾仁愛不矜不張言灾禍以傷人

之心、不虛高氣岸以難人之請、不多言誇嚴以鉤人之賄、不厚求拜謝以殖己之私、然久之而家顧益饒、乃以間行、斥千金構祠以祠醫王及先代之良於醫者、已復分火粥飢、蠲槥瘞骼、好行其德於鄉、歷數十年不倦、已復念龍宮之秘、久混於凡方、而青囊之書、竟不傳于人世、則又裒刻其生平已效之醫案、題曰外科正宗、

龔氏居中外科百効全書

六卷

存

陳氏（文治）瘍科選粹（彭宗孟序、作瘍科秘旨、）

醫藏目録八卷

存

按醫藏目録、舊作陳鶴溪考彭宗孟序、許僖允例當作嶽谿、蓋文治別號也、

鄭氏（汝煒）外科宗要

未見

武進縣志曰、鄭汝煒字明甫、兗陵世胄、從（徙）居武進、精岐黄、尤以刀圭擅長、每遇危險諸證、汝煒至立起、有華元化之風、前授太醫院官、後隱跡懸壺垂六十年、全活甚衆、人皆德之年

八十卒，所著有外科宗要，授子文起續纂行世，

亡名氏秘傳外科經驗良方

一卷

存

按是書附刻于徐用和加減十三方後，卷末有萬曆新歲穀旦鄭繼華梓木記。

盧氏萬鍾醫說佛乘

一卷

存

自序曰：不佞弱年學于屠龍業，未竟其志，逮冠而先慈篤思

忠未若孝也、遂廢儒而事醫、爲窮素書往徠、採近名藝方、迄今四十年、華神力殫竭、諸病雖獲其奇、總之不外程式、獨癰疽梅毒咽喉急證、數種、異其方、卓然不伍、直與不啻夜光之珠者、每每修合濟衆、隨在必施、隨手奏効、非奉委投剂、治人之念未輟、而求濟者如市、寔務甚繁、藥難驟製、轉而籌之藥之濟人有限、方之濟世無窮、私一己忍不爲世世作津梁也、敬將萬舉萬全之秘、屢試屢効之奇、序成短刋、以誌不朽、願同志者毋鄙其淺近忽之、幸甚、天啓丙寅、孟冬日、覺遲子仁和盧萬鍾書、

劉𠭖序曰、嘗論之、世之所以奉佛、爲其大慈悲、乃癰疽之

在人身不啻阿鼻瘖瘂之繫人體不啻桎梏良醫一劑去之雖大士楊枝水能有如此顯應哉顧乃奉泥塑而忘活佛則大可笑矣盧君者今世之活佛也人每覿面失之愚方欲廣佈津梁濟渡衆生而無其術同君使盧君上乘妙法不公於世耶則書成而名以佛乘於重得之矣顧良醫作之而庸醫習之鮮不害事萬一得其粗而忘其精 反罹盧君能殺人哉因骨以扶髓由皮以達神是在善用者勿謟讀書之覆車可也故梓之而復弁其首

岳氏甫嘉外科樞要良方

未見

按右見于醫學正印種子編附記、

李氏仲梓外科點化

未見

按

陳氏司成黴瘡秘錄

一卷

存

自序曰往余弱冠時與友人某某者同試虎林被押邪青樓而余畏不敢從以余爲迂也比歸未幾友卧病心知有所中也不敢彰其言私倩余商確余發先王父遺書及檢各家秘

投合治之遄瘥居無何余食貧而家且圮遂棄去經生業長桑君之術於是披素難究鍼經老人帶下嬰兒三科靡不博涉既而浪遊三吳間參訪遇有劇病則搜奇剔怪以療之今廿年矣無藥不愈更見公子王孫一犯其毒終爲廢疾嗟嗟方書不言言亦不悉余甚愍之因縈氣運天時病原傳染嗜好爰及或問治驗方法類成一帙名曰徽瘡秘録非敢以立言自任聊補前人所未發耳幸高明者不鄙而叅之崇禎壬申秋九月重九日海寧陳司成九韶甫題

王氏大論外科纂要經驗良方

三卷

存

祁氏坤外科大成

四卷

存

祁坤跋曰、醫自軒岐而始、原無内外科之分、蓋緣本於運氣之有司天、有主客加臨之遷迭、藏腑之有虛實、則有滛勝鬱復之乖變、用藥之有氣味、則有逆從反正之權衡、是醫者一也、至於唐宋之間、分立一十三科、意在學難盡述、使人各治一科、如水陸之殊途矣、瘡瘍雖曰外科、而其本必根於内、且多針灸去腐完肌之技、似治外較難於治内耶、近之世、重

内而輕外者、由近之醫棄内而治外、是捨本而從末也、予暇
中殫精採摭、參素問靈樞之奥旨、蒐古今名賢之確論、彙爲
一書、名曰外科大成、直陳、本末、一目了然、猶星辰之有躔度、
河漢之有源流、庶不致輕人命於草菅焉、今大成梓竟、尚有
内科證治粗評、相繼鐫發、因書予平昔之所見者、著之云爾、
愧菴生陽子祁坤跋、
祁宏源序曰、源家世山陰、習儒學、自家忠敏公殉前明難、後
業醫、先王父廣生公幼敏悟、通儒書、諸子旁流、靡不詳究其
義、更以外科醫世鮮精者、尤加考求、冥搜幽索、遂盡其奥窔、
會世祖章皇帝召、以御醫侍值内庭、先王父性謹慎自重、聖

祖仁皇帝尤嘉之、信賜與優渥、累擢太醫院判官、遇休沐、凡坐一室、先大人昭遠公與諸伯叔侍、環列惟醫家書、發疑問難、校讐折衷、隆冬盛暑、常丙夜乃命就寢、在直廬或中夜有得、必索火記之、會丁曾王母憂、家居、更簡練揣摩、訂爲書、顏之曰外科大成、凡四卷、部類三十有二、鋟而藏其板於家、是時先大人亦以御醫、侍值內庭、性實、以慎、歷事聖祖仁皇帝

世宗憲皇帝兩朝、恩眷特殊、贈太醫院判官、憶源方垂髫、先大人即以大成、課源兄弟、而家兄弘濤早世、季弟國興成戊戌進士、乃心王事、又不果卒業、先大人嘗訓源曰、嗣我家學者、其惟汝乎、源不肖、惟恐不克仰承、用是黽勉、不敢自逸、於

今五十餘年、乾隆己未冬、今上諭太醫院判官吳謙等纂醫宗金鑑一書、以源世外科醫、欽命纂脩、源識謭學陋、何所與能、推竊取先王父大成之意旨、而敷揚之耳、而謬叨優録、感愧交并、嗟夫醫者意也、意之所之死生繫焉、瘍外科之六脉、三因、陰陽善惡、端雜緒棼、黍粟不辨、有失之尺文而不知者、是編也、義晰辭明、字釋句解、部分類別、領挈綱提、瘡瘍之徵者罔不載、方注之善者無不備、集曰大成、洵可謂集外科之大成也、與源年届廿一旬、兩兒邦相邦柱俱駑鈍、深懼先業失傳、緣命坊人印行海内、非特業是科者、有所式循、庶幾先王父之精神學問亦不至湮沒云爾、時乾隆歲次癸亥秋七月

既望孫男宏源敬識

何氏（鎮）瘡瘍濟生論

未見

按右見于本草綱目必讀類纂

釋氏（傳傑）明醫諸風癘瘍全書指掌

六卷

存

自引曰慧愚超墮等級懸殊爲僧而果能練性依空安禪闢悟去來生死脫然無礙者蓋其難之兼能識岸俱消身田無相一意於渡迷拔諸苦真實不虛亦非易事勿然而閉門飲

食私心獨了萬籌隙寶兀自沈倫又非覺 王遺旨忽然而影
現規儀躊躕世法臨深加少妙舌縱横已布地獄種子忽然
而四聲五絃丹青黑白誇矜技絶不異優孟衣冠山河大地
浮浪何堪然則人亦何苦而爲僧而有不得不爲僧之時之
勢又適有可以爲僧之笩之根則三十年來余之幻寄是已余
本上虞蘭亭成氏十齡而失怙恃依兄習學稍長而嗜經文
遇師歸戒乙酉昜沸家口流離漂泊江南隻影顛沛嗣後鄉
邑親知雖間通音問而空門之願失誓已決遂投澄江智文
師爲余削除遵遺命與師兄寅白相依爲伴吾亦謝世險危
孤阨獨余爲甚謬生天地未執君親因思好生之德無過於

醫而癰瘍一證備諸疾苦早年即留心此學蒐羅醫典諮訪同術竊以傳而不精不若早而取效既得托散之方於智文先師復得針刺之法於金溪子宣林先生朝夕研思揣今訂古心手相隨漸臻神境意者如來之啓迪俾余得展布心神聦通慧願以迄有成未可知也歲月既久積稿成編大抵診脈察色以知其人之表裏虛實審音核證以悉其病之寒熱經絡用針刺以去其毒血施湯散以導其邪風內以拔藏腑之根原則劑有先後外以數瘡瘍之腫潰則法分輕重直至氣血和通膚肉完好病根盡除永不復發無礙生育不留斑痕咸稱美善庶幾癰瘍一證不致醫者畏難而束手患者苟

安而殞命、亦覺王救世之一快事也。今余寓錫之陡門萬壽菴、市囂不接、塵趣悠然、謹將平生累用累驗諸法與方、和盤托出、公諸海內、不負先師衣鉢、破除一切私吝、遐邇抄謄、愧非帳秘、而擅善助梓、冀以流通、但余性稟下根、學力又淺、句詞不文、義理未洽、災梨之誚、其能免乎、尚懇當世賢哲大方、惠垂教削、則幸甚。康熙歲在乙卯桂月既望、曹溪釋氏子木傳傑謹識、

金氏瑩珂　外科精微

未見

按右見于錢塘縣志、

陳氏士鐸洞天奧旨

十六卷

存

自序曰醫不窮理不可談醫藥不執方不可用藥以醫藥之難精也鐸性　刀圭然而獲效者半每致嘆於無師也康熙丁卯秋遇岐伯天師於燕市者五閱月凡藏府經絡陰陽色脉氣血順逆邪正虛實寒熱異同罔不盡　無隱且遍傳方術試之多奇驗鐸信師之深退著述若素問若靈樞若六氣新編若辨證録俱已告竣計八　有奇亦可謂書之富矣癸亥冬再遊燕市所遇者皆瘡瘍壞證鐸執方療之病家

懷疑、棄而不用、及信任世醫、刀鍼割裂、變出非常、復以瑣細輕劑救援、卒至死已不悟、鐸痛憫久之、因再著茲編、名曰洞天奥旨、談醫用藥無非本諸洞天之傳也、又慮證多方畧、附祖父家傳、採古今驗方、列於後、無證不備、無方不神、總不忍夫千百世人、因瘡瘍而夭喪也、或曰、子著述甚富、靈素之書、窮理甚晰晰、又傳外科、毋乃太多難執乎、鐸謝之曰、靈素之談瘡瘍、僅論營氣不調耳、未嘗遍傳方法也、且瘡瘍之論、非一二言可盡、其證實多、其變寔異、而其禍實大、病已成而後藥之、必非輕小劑可藥也、亂已成而後治之、必非因循常法可治也、今世治瘡瘍者、不姑息養癰、必鹵莽嘗試、害相等也而其咎本乎不學，然而學亦非易，天下讀外科者，比比也，往往用之敗績，因傳書術之未可師也，鐸之書術，傳諸洞天之師，其理淵微，其方秘奧，即間採家傳世傳之方，百試百驗，可信可師，傳之千百世而無悞者也，或又曰古人治癰瘍者，多用刀鍼成名，吾子醫精究理，藥善執方，何獨刀鍼略之，吾恐子有師而無師也，嗟乎鐸豈無師者，哉癰瘍之尚刀鍼者，古人不得已而用之，蓋癰瘍宜急治，而不可少緩，宜重治，而不可過輕，治之早且重，則毒且盡散，毒散則肌肉頓生，何必尚刀鍼乎，凡用刀鍼者，此救敗之法也，天師所最忌，故方中無傳，鐸誠　未備，採前代名醫用刀鍼之法，入之以佐諸方之不遠然尚割肉損皮無神方以輔之未有不顛沛故也是刀鍼可以救敗而不可以成功何若專用驗方轉敗尤速而最勝更神萬無一失之爲得乎然則鐸之窮理執方乃善於得師也書成因弁之首山陰陳士鐸字敬之號遠公別號朱華子題于燕市時康熙甲戌仲冬望後三日

程氏國彭外科十法

一卷

存

自序曰外科十法者予歸宗普陀時所作也予自普陀生長天都五十有三載業醫者凡三十年爰著醫學心悟一書詳

言內證、梓行於世、而外科有未及、壬子冬還歸普陀修行、適逢聖天子廣發帑金、修葺我菩薩行宮、前後寺僧及工作人等、不下數千人、其中病患不一、予爲調治悉痊、復有患背疽者、有患臁瘡疥癬者、投以膏散、不半月而收功、因思予在天都時、嘗著內科、而未及外科、亦一時之闕略也、乃復會聚精神、參悟外科旨要、約以十法、而施治之道、以無餘蘊、言簡而該、方約而效、以之問世、庶幾其有小補乎、新安江子耀舟見是書、而深喜之、遂捐貲付之剞劂、將見十法一書、當與前醫學心悟、並行於天壤間也、旹雍正癸丑、孟夏月吉旦、歸宗普陀善財國彭自序、

王氏維德外科證治全生前集

三卷

存

自序曰明劉誠意伯言藥不對證枉死者多余曾祖若谷公秘集云癰疽無一死證而諸書所載患生何處病屬何經治乳岩而用羚羊犀角治横痃而用生地防己治瘰癧惡核而用夏枯連翹槩不論陰虛陽實惟以引經藥悮以致乳岩横痃成功不救瘰癧惡核潰久成怯全不悔引經之藥悮反誤言白疽百人百可致泉卿夫紅癰乃陽實之證氣血熱而毒滯白疽乃陰虛之證氣血寒而毒凝二者以開腠裏爲要

腠裏膈紅癰解毒止痛即消白疽解寒化凝立愈若憑經而失證治者藥之對經而實背證也世之患陰疽而斃命者豈乏人乎如以陰虛陽實別治癰疽無究証之語確矣余曾祖留心此道以臨危救治之方大患初起立消之藥一一筆之於書為傳家珍寶余幼讀之與世諸書治法逈別歷證四十餘年臨危者救之初起者消之疼痛癢極者止之潰爛不堪者斂之百治百靈萬無一失因思癰疽憑經並治久遍天下分別陰陽兩治惟余一家且余之治止於村境若遍通邑分身無術偶聞枉死無不痛惜特以祖遺之秘自己臨證并藥到病愈之方精製藥石之法和盤托出盡登是集并序而梓

之以質諸世之留心救人者、依方修合、依法修製、依證用藥、庶免枉死、使天下後世知癰疽果無死證云爾、㫖乾隆五年、歲在庚申、仲春朔日林屋王維德洪緒氏書、

外科證治全生後集

三卷

存

顧氏澄瘍醫大全

四十卷

存

自序曰、澄生逢堯舜之世、身爲太平之民、每念聖天子宵旰

勤勞，惟恐四海臣民有纖芥之苦，御極之始，即下詔徵方彙輯御纂醫宗金鑑，頒發中外，使窮鄉僻壤凡有疾痛，皆得按方施治，沉痾立起，而各省上憲，又復仰體聖慈，每歲自捐清俸，開設藥局，以濟貧病，其愛民如子，可謂至周極備矣。澄本一以布衣，賦性迂拙，聖賢之書，讀而未竟，業醫自贍，碌碌無聞，因思身體髮膚，受之父母，安居樂業，悉出皇仁，而君父之恩，無由報稱，是以診視之暇，不憚精神勞悴，搜拾古今名醫確論，首標內經義旨，宣明脈法元微，詳分經絡穴道，彙集內景證形，上自巔頂，下至湧泉，凡涉外證者，繪圖立說，按證立方，諸如湯火刀傷，刑杖跌撲，獸傷蟲咬，誤吞藥石毒物，五絶解救之法，自今古成方之外，又益以先祖寧華公、先父青巖公家藏經驗諸方，別類分門，計四十卷，名之曰瘍醫大全，俾患者咸知瘍必有名，醫必有法，按圖施治，經絡分明，初起期其必消，已成必其易潰，已潰速其易斂，使人閒無破漏之危，更可免釀癰之患。況所備諸方，悉俱養正驅邪，調衛和榮，雖云小道，利濟匪輕。斯書纂輯，閱三十寒暑，因囊橐空懸，未獲授梓。今緣兩淮同人，慨爲捐資，始付棗梨，以成此志。爰述綴輯原委，并之簡端，以見成之尤非偶然云。乾隆二十五年歲次庚辰孟夏，静齋顧澄練江書。

馮氏兆張　外科精要

未見

桉右見于錦囊秘録。

醫籍考卷七十一

小島原鑒定小[illegible]

醫籍考卷七十二

東都　丹波元胤紹翁　編

方論五十

亡名氏婦人嬰兒方

漢志十九卷

佚

黃帝素問女胎

隋志一卷

佚

黃帝養胎經

隋志一卷

佚

張仲景療婦人方

隋志一卷

佚

衛氏沈婦人胎藏經

佚

桉右見于太平御覽張仲景方序

范氏闕名療婦人藥方

七録十一卷

佚

亡名氏雜湯丸散酒煎薄貼膏湯婦人少小方

七録九卷

佚

徐氏文伯療婦人瘕

隋志一卷

佚

亡名氏療婦人産後雜方

隋志三卷

佚

産乳書
隋志二卷
佚
産經
隋志一卷
佚
桉丹州公醫心方所引産經與時賢書不同蓋此書也
王氏琛推産何時産法
隋志一卷
佚

雜産書

隋志六卷

佚

生産符儀

隋志一卷

佚

産圖

隋志二卷

佚

雜産圖

隋志四卷

佚

按以上八種見于五行家、

宇文氏士及粧臺記崇文總目、作粧臺方、

宋志六卷崇文總目、作一卷、

佚

舊唐書宇文士及傳曰宇文士及雍州長安人、隋右衛大將軍述子、化及弟也、開皇末以父勳封新城縣公、隋文帝嘗引入臥内、與語奇之、令尚煬帝女南陽公主、從太宗平宋金剛、以功復封新城縣公、妻以壽光縣主、仍遷秦王府驃騎將軍、又從平王世充竇建德以功進爵郢國公遷中書侍郎再轉太子詹事太宗即位代封倫爲中書令尋以本官檢校涼州都督貞觀七年卒贈左衛大將軍涼州都督陪葬昭陵

楊氏粧臺寶鑑集

宋志三卷

佚

宋志註曰南陽公主

亡名氏婦人方

舊唐志十卷

佚

婦人方
舊唐志二十卷
佚
俞氏寶小女節療方
舊唐志一卷
佚
亡名氏小女方
舊唐志十卷
佚
小女雜方

舊唐志二十卷

佚

崔氏知悌產圖崇文總目、作產鑑圖、

新唐志一卷

佚

按右一書見于五行類、

許氏仁則子母秘録宋志作張傑、

崇文總目十卷

佚

昝氏殷產寶

宋志三卷

佚

周頲序曰、頲聞至靈者人、最重者命、人皆知命之所重、而不知養命之方、夭年未終、疾病攻奪、嗟呼世無良醫著述、則急難倉卒尋醫、其舛誤多矣、醫之中惟産難爲急、子母命懸在片時、頲勤志方書、常思救療、每覽名醫著述、皆誌於心、且夫男女搆精、陰陽分氣、就中女弱、疾狀頗多、益其禀柔質、以爲人有血藏而抱育、妊娠之内、導理有常、至於飲食之間、動静之際、尤多制忌、以節情、及乎既産、鮮保安者、蓋是損觸藏府、傷動筋骨、將理稍失、疾患便生、更値盲醫、取次下藥、致其所苦、積漸懸危、日後一日、亟至于死、可不痛哉、故易曰、天地之大德曰生、則知在天地之間、以生育爲本、又豈因生產、而反危人之命乎、自惟攝理因循、藥餌差謬、致其產婦不保安全、且婦人生產方二三次、血氣未衰、飲食易進、但能節性、則無病生、縱或偶有微疴、不難醫治、至於四五次、迨乎七八次、傷敗已深、血氣衰微、子藏虛弱、穢敗內滯、風邪外攻、有病生、宜須審療、醫若不子細、疾使危治、此醫殺之、理甚明矣、且士俗之家、婦人產後復乳其子、產既損氣已甚、乳又傷血至深、蠹命耗神、莫極於此、稍失常理、便合急醫、或以家貧、不及厚賂醫者、醫者怠慢、須臾困篤、吁人之生產、非小事也、而醫者圖財、悔而致死、此醫殺之、理又明矣。且夫產前產後、血氣未寧、一疾、苟生、百疾同作、古人所以著方論於產乳者、正在於此也、至若鯉魚阿膠、能治胎動、芎藭當歸、善療胎痛、秖如胎動胎痛、非一理也、有因母疾而胎動者、因胎不堅固而自動者、痛亦如之、此畧舉大綱、蓋須知醫者之功也、降及地黃益血生姜助氣、芍藥止痛、黃耆補虛、用之得門、其效如聖、用之失理、不如不醫、乃知醫人不可苟作、頗以此疾心、常思著方以濟危急、而學解不博、未能自信、所以偏採產術、志在廣行、復見咎殷產寶、深入醫門、乃大中歲相國白敏中、傷茲婦人、多患產難、詢訪名醫、思救人命、或人舉殷、相國迎召、問其產乳

殷乃撰方三卷、貲於相國、相國重其簡要、命曰產寶、此方雖
存、得者甚少、頲志在愈疾、常恨不家藏一本、故輙敘序之、益
欲開其衆聽、凡五十二篇、三百七十一方、兼拾昝氏之遺、作
小論三篇、次於序末、庶幾妊娠之家、自得覽斯、爲家內明師
爾時丁巳歲秋八月序、

趙希弁曰、產寶二卷、右僞蜀昝殷撰產乳備驗方藥二百七
十八首、

馬端臨曰、產寶二卷、晁氏云唐昝殷撰、殷、蜀人、大中初、白敏
中守成都、其家有因免乳死者、訪問名醫、或以殷對、敏中迎
之、殷集備驗方藥三百七十八首、以獻、其後周頲又作三論

附于前

陳自明曰、産寳方乃朱梁時節度處官昝膺所撰、

桉弟堅曰、大中初、白敏中守成都、昝殷贄以是書考唐書、敏中大中六年、爲劍南西川節度使、治五年、徙荆南、而趙氏讀書志、稱僞蜀昝殷撰此因其蜀人以訛著藝文畧、更有産寳三卷、云僞蜀周頲撰此以頲增益、誤爲二書、然據此、頲唐季遺民、序所稱丁巳、即建寧四年也、益知殷爲唐人、陳自明所稱、未知何據也、是書久佚、唐愼徵陳自明諸家、徵引頗夥、猶多挂漏、惟散見醫方類聚中者、條理較詳、尚可裒録、益證以旁見他書者、似十

得八九矣。宋志作三卷。題序亦同。云五十二篇。三百七十八首。讀書志作二卷二百七十八方。然類聚所收。猶有三百二十餘方。篇目之數亦合。則後志兩二字。爲誤寫明矣。攴人舩橋經中恒從類聚錄出。以經閉帶下並妊娠爲上卷。以坐月產難爲中卷。以產後諸證爲下卷。周題所作小論。其可辨識者。自明所引一篇。餘難得考。

楊氏歸厚產乳集驗方宋志註曰。歸一作師。

新唐志三卷

佚

唐志註曰。楊歸厚元和中。自左拾遺。貶鳳州司馬。終虢州刺

史方九百一十八

時氏賢産經

一卷

存

楊氏全迪李氏壽集産後論 舊失撰人名氏今據藝文畧訂補

崇文總目一卷

佚

王氏守愚産前後論 藝文畧作王守忠

崇文總目一卷

佚

亡名氏集產後十九論

崇文總目一卷

佚

家寶義囊

崇文總目一卷

佚

王氏嶽產書

藝文畧一卷

存

按是書久佚特朝鮮國醫方類聚中所收殆爲完璧𥨊

堅録出，以爲一卷，可謂發幽光於數百年湮晦之餘。鄭汝明産經跋曰，衡陽宋居士云，舊日王岳産經，湖南漕使陳公傅良親跋於後，今檢止齋集，不録其文，類聚中亦失載。

楊氏康侯十産論

存

楊康侯曰，凡生産先知此證，庶免子母之命，折於無辜也。世之收生者，少有精良妙手，多致傾命，予因傷痛，而備言之。

郭氏稽中婦人産育保慶集

宋志一卷

許得相潭陳友
一論乃大觀間
不云何許人作
以鏤板印施屢
死回生效有萬

佚

李師聖序曰，余收產論二十一論，議論精確，無所不充，盖國醫博士，極方書所得之妙，惜乎有其説而無其方，郭君稽中爲時良醫，尤長於治產，故其切脈用藥，屢獲奇效，一日顧以所收家方，附於諸論之末，遂爲完一、真集衆益之異書也，古人論人子而不學醫者爲不孝，則有方論而不傳于世者，其可謂之仁哉。

杜氏荍附益產育保慶集

書録解題一卷

佚

陳振孫曰、濮陽李師聖得產論二十一篇、有其說而無其方、醫學教授郭稽中以方附諸論之末、遂爲全書、近時括蒼陳言嘗評其得失於三因方、婺醫杜荍者、又附益之、頗爲詳備、

趙氏瑩校增產乳備要

佚

趙瑩序曰、婦人產育、雖曰常事、其實甚危、調護或失其宜、藥石或乖其用、則爲害不細、此前輩所以諄諄于方論之間也、余友人得產乳備急、乃盱江傅君教授常刊于澧陽郡庠、因以家藏舊本稍加校正、增以楊子建七說、并產論、同爲一集、鋟木以廣之、庶幾有補于萬一云、

龔氏致君校附產育保慶集

二卷

存

龔致君序曰、一日過醫公李寧之家、示一書、曰產育寶慶集、披讀一二、蓋宋儒李師聖郭稽中楊子建輩之所編集、至生產篇曰、婦人懷胎、有七月八月九月十月而產者、亦有經一年至二年四年五年、而後產者、蓋人之生、陰注陽定、自有時日、不可改移、今獨限以十月、似爲未盡、讀不終篇、不覺屢嘆、惜乎此書在世希有、若能廣傳、使天下共知、則人生安得罹殤夭之禍乎、意謂婦人方經雖多、而產書難其全者、若是一或廢失、世間必不復有也、因問誰氏之書、公曰、外卿楊士表所秘藏也、輙親往謁告以情實求之、忻然見許、遂得原書印本方議刋行、公曰此止一產書也、若更將御藥院雜病方論、并入月產圖體元子借地法、安產藏衣方位附之、合爲一集可爲完書矣、余喜從之、猶恐有錯繆未盡者、更命諸名醫復加校正、余謂公曰、書則完矣、當如之何矣、參謀周德甫閱之毅然贊成、遂命工刋行、自今以始、廢令妊娠得安、產媪無失、家自可以修藥、人自可以爲醫、來者可知、而傳之愈廣矣、兾致君序、

四庫全書提要曰、產育寶慶方二卷、不著撰人名氏、宋史藝

文志，以爲郭稽中撰，考陳振孫書録解題，郭稽中特因李師聖所得舊本，增以新方，非所自撰，宋史所載，似未見陳氏説也。然稽中所增，合原論，共爲一卷，與此本不合，以卷首諸序考之，葢括蒼陳言撰三因方，嘗取其方論，各詳得失，婺醫杜荍因採其所評，附入各條之下，後趙瑩得産乳備要，增以楊子建七説，合於産論爲一集，有冀致君者，又掇御藥院雜病方論，及入月産圖，體元子借地法，安産藏衣方位，綴于其末，是輾轉增益，已非郭氏之舊，特沿其舊名耳，其書世罕傳本，今載於永樂大典者，得論二十一，陳言評十六，方三十四，爲一卷，産乳備要，暨經氣妊娠等證，方六十二，爲一卷，其體元

子借地法、永樂大典佚不載、今亦闕焉、按胎教之法、古人所
重、賈誼新書所引青史之記、劉向列女傳所記大任育文王
之事、尚可見其崖畧、惟產育方藥、則罕專書、唐書藝文志有
昝殷產寶一卷、始別立一門、今其書不傳、則譜姙育者、當以
是書爲最古矣、卷中惟陳言之評、標識姓名、餘皆不標爲誰
說、今以原本體例推之、上卷之方、皆出郭氏、下卷娩乳安產
經氣三條外、殆即楊氏之說、所附方藥、殆既冀致君所採御
藥院方也、陳言即撰有三因方者、楊子建名倓、有楊氏家藏
方、今未見、李師聖等皆南宋人、冀致君序、稱諸人爲宋儒、又
稱近在燕趙間、蓋元人云、

李調元序曰，此書，本名產育寶慶集方，相沿俱作寶慶集益，因脫落方字而誤，今姑仍其舊云，

按是書已非郭氏之舊，係于後人所增附，今尋其源委，各列其目，唯趙瑩所鋟閱其序，則似產乳備要然寓齋老人序，有此產育寶慶之書，所以倡廣其傳也語乃知其以產乳備要，附乎是書，趙字德修，爲宋公之族云，楊子建名康侯，號退修，元符間人，著有護命方，通神論，已著于録，楊倓字子靖，淳熙中人，此著家藏方者，提要以爲一人，失考，

鄭氏汝明胎產真經

二卷

存

熊宗立曰、郭稽中作産後二十一論、與唐時賢胎前十八論合、謂之胎産真經、

按靈蘭二集所收時氏産經、即是書也、蓋時氏原本、凡十八問、鄭汝明以博物姙娠謹所感説、孫思邈弁楊崔等説、郭氏廿一論、十産論、附爲二卷、書成于嘉定改元

沈氏虞卿衛生産科方

宋志一卷

佚

沈氏炳産乳十八論

宋志註曰、卷亡、

佚

朱氏端章衛生家寶産科方

宋志八卷

未見

錢曾曰産科備要八卷、長樂朱端章以所藏諸家産科經驗方、編成八卷、淳熙甲辰歲、刻校南康郡齋、楷墨精好可愛、首列借地禁草禁水三法、古人于産婦入月、愼重若此、罕有行之者、亦罕有知之者矣、

亡名氏產科經真環中圖
宋志一卷
佚
陸氏子正胎產經驗方
書録解題一卷
佚
亡名氏產寶諸方
書録解題一卷
未見
陳振孫曰、不著名氏集諸家方、而以十二月產圖冠之、四庫全書提要曰、產寶諸方一卷、不著撰人名氏、宋史藝文志不載、惟陳振孫書録解題有之、自明以來諸家書目、亦罕有著録者、今撿永樂大典所載、尚得七十餘方、又有十二月產圖一卷與振孫所記竝合、蓋即宋時之原本、又别有序論一首、王卿月序一首、文皆殘闕、當亦原書之佚文也、其方於保產之法、頗爲賅備、而原第爲永樂大典所亂、已不可復考、謹詳加釐訂、以類分排、首調經養血、次安胎、次胎中諸病、次催生、次產後、次雜病、仍爲一卷、其所引各方、多爲後人所承用、如人參飲子一方、與朱震亨所制達生散、雖品味多寡不同、而以大腹皮爲君、人參爲輔、命意無異、知震亨實本此而增損之、又如張元素以枳殼白术爲束胎丸、後人以爲不宜於藜藿之軀、易以白术黄芩、相沿至今、爲便産良方、不知亦本是書所載之枳殼湯、又今時治産後血風、有所謂舉卿古拜者、核其所用、惟荊芥一味、即此書之青金散、蓋荊芥主治風、素問東方主風、而肝屬於木、平肝木即所以助肺金、故以青金爲名、後人竊用其方、而又翻切荊芥字音、詭名以炫俗耳、凡此之類、可以證古今傳授之由、惟所用多降氣破血之品、辛熱震動之劑、則古人禀厚、可受攻伐、有未可概施於後來者、此則神而明之、存乎其人矣、

陳氏自明婦人大全良方

二十四卷

存

自序曰、世之醫者、於婦人一科、有專治婦人方、有產寶方、治以專言、以專攻也、方以寶言、愛重之也、蓋醫之術難、醫婦人尤難、醫產中數證、則又險而難、彼其所謂專治者、產寶者、非不可用也、綱領散漫而無統、節目詳略而未備、醫者盡於簡易、不能深求徧覽、有才進方一不效、輒束手者、有無方可據揣摩臆度者、有富貴家鄙藥賤、而不服者、有貧乏之人憚藥貴、而無可得服者、有醫之貪利以賤代貴、失其正方者、古云看方三年、無病可治、治病三年、無藥可療、又云世無難治之病、有不善治之醫、藥無難代之品、有不善代之人、此之謂也、僕三世學醫、家藏醫書若干卷、既又徧行東南、所至必盡索方書以觀、暇時閉關淨室、繙閱涵泳、究極未合、採摭諸家之善、附以家傳經驗方、秤而成編、始自調經、訖于產後、凡八門、門數十餘證、總二百六十餘論、論後有藥、藥不惟 貴賤惟效、綱領節目粲然可觀、庶幾病者隨索隨見、隨試隨愈、僕於此編非敢求異昔人也、蓋亦補其偏而會其全、聚於散而斂於約、期決無憾云、愚者千慮、必有一得、君子毋以人廢言、時

嘉熙元年八月良日、建康府明道書院醫諭臨川陳自明良父序、

四庫全書提要曰：婦人大全良方二十四卷，宋陳自明撰。自明字良父，臨川人，官建康府醫學教授。是編凡分八門，首調經，次衆疾，次求嗣，次胎教，次姙娠，次坐月，次產難，次產後，每門數十證，總二百六十餘論，論後附方，案婦人專科，始唐昝殷產寶，其後有李師聖之產育寶慶集，陸子正之胎產經驗方，大抵卷帙簡略，流傳亦尠。自明採摭諸家，提綱挈領，於婦科證治，詳悉無遺。明薛己醫案，曾以己意刪訂，附入治驗，自爲一書，是編刻於勤有書堂，猶爲自明原本。前有嘉熙元年序，稱三世學醫，家藏書若干卷，又徧行東南，所至必索方書以觀，其用心亦可云勤矣。

熊氏宗立婦人良方補遺大全

醫藏目録二十四卷

存

薛氏己校註婦人良方

國史經籍志二十四卷

存

凡例曰、各論有重複闕畧、悉遵素難及歷代名醫治法增減

㢘灼見本證病因、不致紛雜難曉、　一各論有陳無擇熊鰲

峯二先生評論治法、去繁就簡、併入本論、以便觀覽、　一諸

治驗原隨方者、悉從其舊、若詞義重複者、删之以便覽閱、

一補遺第二十四卷、各卷已備不録、今補繭脣等一十四證方論、足成其卷、

亡名氏濟生産寶論方

國史經籍志二卷

存

桜是書亡撰人名氏、嘉靖乙未雙峯王子冲序、稱南都雷氏子鳴大震類集諸書、間嘗撿閲得宋板醫書一帙、名曰濟生産寶論方云、國史經籍志誤爲徐明善所著、蓋徐亦嘉靖中人、校正是書者也、

張氏元素産育保生方

佚

桉右出于醫學源流、

李氏辰拱胎產救急方

一卷

存

李辰拱自序曰、延平正心李辰拱壯歲遊三山、獲從仁齋楊先生遊氣味相投、因以傷寒總括見授、且語之曰、治雜病有方、治傷寒有法、一法既通、其餘可觸類而長矣、來歸舊隱、迺取先生活人治例、演而伸之、編爲傷寒集成方法、研精覃思、三十餘年、方克成編、靖思先生所刋活人總括、直指方論、醫學真經、嬰兒證治傳施四方、家傳人誦、獨於胎產一科闕焉、遂採摭古今効驗方書、爲胎產救急方、板行施人、以續先生未盡之仁、客有誚余曰、扁鵲聞邯鄲貴婦人、遍彼即爲帶下醫、予携此而遊邯鄲、予應之曰、滔滔者天下皆是也、前哲能事、非敢僭擬、是編蓋將補仁齋老師施方之闕也、客曰、如其仁何、因題篇端、以記歲月、延祐五年戊午暮春之初、書于濟安樂院、

朱氏震亨產寶百問

五卷

存

按是書未知果是朱氏所著否、有王肯堂序、唯稱産寶古名典、公器也、又不言成于何人手、想是書估託二公盛名、倂序文而僞撰者歟、文淵閣書目、有産寶百問一部一冊闕、當非是書、錢國賓女科百病問答、與是書全然相同、可疑、

産寶

一卷

存

按是書亦託于丹溪朱氏者、書凡三十五則、編中專用生化湯、爲諸方之主、考此原出于景岳全書新方八陣

中，則其出于明季人者可知矣。南山單養賢著三論，以

爲增補。

醫籍考卷七十二

醫籍考卷七十三

東都　丹波元胤紹翁　編

方論　五十一

徐氏守貞胎產

醫藏目錄一卷　青囊雜纂急救仙方所收分作三卷。

存

徐守貞序曰：醫之療疾，莫難於婦人；婦人之疾，莫重於胎產。胎產之重者何？蓋以一身之疾否，繫乎母子之存亡。故千金方部居，獨以婦人厠其首，此思邈孫真人之用心不苟矣。世之胎產諸方，不爲不富，然其間多犯冗濟貴，冗則倉卒之際難備僻則窮鄉下邑難得貴則貧窶之家難求是三者雖非君子用心之不周而人之蒙其患者往往求什一於千百今此方之編分爲三類末附以雜病雖不能如諸方之廣載博該要之不犯冗僻貴而凡胎產危急之證大略亦盡之矣俾倉卒之際窮鄉下邑貧窶之家皆得易而求之雖一草一木足以收效豈若前三者之難爲切哉苟有用者始信其爲閨門之重寶云金川徐守貞序

亡名氏仙傳濟陰方

三卷

存

章貢序曰：右濟陰方一帙，神效不可具述。比者吾母嘗遘疾，徧求於醫，久而未效。一日會釋氏子能專濟陰科，因請其藥而歸，服不盡劑，其病已愈。遂袖香致謝，并叩其方，惟得其香四神散、蒲黃黑神散、烏犀丸而已。固常切慕其全方，竟爾未獲。後遇吾師原陽趙公，問道之暇，出示全方，實與前釋氏子所專科者同出一源。因嘆一方一效之緣，遇者各有其時。予既得以奉親，又間出以濟人，其收効也多矣。蓋其中用藥斟酌得宜，俱有定論，但只問證發藥，無不奇驗。每常念不能普濟人，爰命鋟刻，以廣流傳，使有疾者咸遂生全，實所願也。旹洪武丁丑孟春，章貢淵然道者書。

顏氏便產須知

淡生堂書目二卷

存

高賓序曰：醫，小道也，而有仁人之功，君子雖不爲，亦不廢也。矧有係於嗣續之重，切於人道之常，至理所寓而教存焉者哉。家自先祖谷菴府君，殫於藏書，百家兼收，得此寫本，曰《便產須知》，蓋醫流書也。用之家，示之人，施無不利，知其爲良人矣。先君子嘗曰：古有胎教，茲寔近之，每念廣施而未及也。今年夏，伯兄懋齋手爲校讐，千里封寄，且示曰：先志也，卒之予。惟產之爲疾，家必有之，而其爲醫人不盡克，且以秘在閨室，違遠嫌疑，於凡起居澡浴之宜，幽暗纖微之務，有非盡外醫所能預者，然一失其理，則子母俱殆，夭厲之大，係者二焉，是豈尋常瘵疾倫哉？此其爲書，所宜家置一編，而不繁者也，況果如其所諭，而百慎之，則所謂形容端正，而才過人者，亦在其中矣。念先志之攸存，又不害爲仁者之事，茲故梓行，以與吾人共也。請嘗試之，必有可觀。時弘治庚申歲十有一月上澣，賜進士文林郎知瑞安事江陰高賓識。

劉氏倫濟世女科經驗全方

一卷

存

俞氏橋廣嗣要語

三卷

存

總論曰：盡萬物而觀之，山無不草木，地無不黍稷，人無不生育。要之得其養耳。得其養則磽者肥、瘠者以沃，草木何懼乎不蕃，黍稷何懼乎不秀。夫人亦由是也。苟形質強壯而嗜慾無節，久之不免虛衰；賦禀怯薄而攝養有道，終焉亦能完實。不特少健而老衰、早壯而晚憊，滋悟保護之間，固不以挽秋冬而復春夏也。昔者名醫羅天益壬戌午春，桃李始華，雨雪厚寸，一園叟令舉家擊樹墮雪，焚草於下，是年他果蕭然，而此圓大熟然則天地之氣尚可以力轉移於人之身豈無所用其術哉矯乃不憖愚昧積以平日所聞縉紳方士之說質諸古今名家論議著爲調理精血直指真源男女服藥三論陰陽虛實四圖合用方法三十五道附經驗秘方號曰廣嗣要語精切曉明纖悉弗隱信此以行將見天下無不父之男無不可母之女而螽斯之慶比屋皆然矣

薛氏己女科撮要

醫藏目錄二卷

存

嗣產法論

一卷

存

張氏聲道產科大通論方

國史經籍志一卷

佚

趙氏燁胎產須知

國史經籍志二卷

佚

亡名氏女科樞要

國史經籍志四卷

佚

辨疑集

國史經籍志三卷

佚

萬氏全廣嗣紀要

五卷

存

萬全曰全嘗著廣嗣紀要一曰脩德以積其慶二曰寡慾以全其真三曰擇配以昌其後四曰調元以却其疾五曰協期以會其神遵而行之有子之道也若山水之靈所禱之應必

有德無慾者、天地交感志意潛通、不弟無子、而獲孔繹抱送之祥矣、否則徼福於冥冥之中、其不爲天地猒之者幾希、

婦人秘科

三卷

存

廣嗣精要

未見

按右見于羅田縣志、

徐氏春甫婦科心鏡

三卷

存

徐春甫曰：婦人之疾，惟調經胎產爲至要，固有大異於丈夫，只云婦科者，恐先 此也，其餘雜病多與男子同，茲專集胎產須知一卷於前，分析雜證二卷於後，俾檢閱者，知所先後重輕焉。

螽斯廣育

一卷

存

汪衢序曰：螽斯要育者，郭集之徐氏汝元集而傳之，以公於人也。汝元余故友裏府典，膳鶴山遺腹子也，生質敏穎，幼從學於大學生葉光山攻舉子業既而多病復問醫學於余族姪子良子良素以醫術鳴時汝元以儒通醫故其術易精其存心每每以濟人爲急務弗規於利良可嘉也頻往來於余常以素問脉理病機治法及劉李張朱諸氏之書詰之汝元皆亹亹條析隨問隨對畧無凝滯此見汝元醫有所本業有師承非復近時俗醫記本草而療病泥古方而藥人也不侔凡醫書自上古軒岐靈素歷漢唐宋而至於我皇明作術之行於世者二百餘家汝元悉究精微叙而集之名曰古今醫統凡有關於醫者靡不博極該詳誠集諸醫之大成者也繇斯廣八育卷余披而閱之有原始要終論陰虚論調經諸論尤

見生生不息之功多，余嘉其有心得之妙，鑿鑿有理，諄諄懇懇，以嗣續爲重，果能體而行之，未必無螽斯之產也，其用心亦仁矣哉，胡雲峯云，醫而儒，明醫也，汝元以之，汝元名春甫，思鶴號也，齡青質頴，該博群集，而況精義不已，誠爲鳴世之士云，新安韓溪道人汪衢序，

蔡氏（鄱陽）螽斯集

醫藏目録一卷

存

按是書，百家名書中所刻，改名題曰廣嗣須知，

胡氏（文煥）香奩潤色

一卷

存

胡氏闕名濟陰方

未見

亡名氏婦人明理論

未見

婦人千金家藏方

未見

婦人經驗方

未見

桉以上四種見于本草綱目。

張氏（文遠）保生集要

一卷

未見

金壇縣志曰、張文遠字振允、善醫、尤工於胎產、著保生集要一卷、提學副使馮 序之以行、萬曆四十年、授太醫院官、

亡名氏產科大全

醫藏目錄卷闕

未見

齊氏（仲甫）產寶百問附產寶雜錄

醫藏目録二卷

未見

王氏肯堂　女科證治準繩

五卷

存

王肯堂序曰婦人有專治方舊矣史稱扁鵲過邯鄲聞貴婦人即爲帶下醫語兼長也然帶下直婦人一病耳調經雜證懷子免身患苦百出療治萬方一帶下寧渠盡之乎世所傳張長沙雜病方論三卷婦人居一焉其方用之奇驗奈弟廣何孫真人著千金方特以婦人爲首蓋易基乾坤詩首關雎

之義、其説曰、特須教子女學習此三卷婦人方、令其精曉、即於倉卒之秋、何憂畏也、而精於醫者、未之深許也、唐大中初、白敏中守成都其家有因免乳死者、訪問名醫、得昝殷備集驗方三百七十八首以獻、是爲產寶、宋時濮陽李師聖得產論二十一篇、有説無方、醫學教授郭稽中以方附焉、而陳言無擇於三因方、評其得失確矣、婺醫杜荍又附益之、是爲產育寶慶集、臨川陳自明良甫以爲諸書綱領散漫而無統、節目詳略而未備、醫者局於簡易、不能深求徧覽、有幾進一方不效、輒束手者、有無方可據、揣摩臆度者、乃采摭諸家之善、附以家傳驗方、編葺成篇、凡八門、門數十餘體、總二百六十餘論。論後列方，綱領節目燦然可觀，是爲大全良方。良方出而閨閫之調將大備矣。然其論多採巢氏病源，什九歸諸風冷，藥偏犷熱，未有條分縷析其宜不者。近代薛己新甫始取良方增注，其方論酌寒熱之中，大抵依於養脾胃、補氣血，不以去病爲事，可謂救時之良醫也已。第陳氏所葺，多上古專科禁方，具有源流本末，不可昧也，而薛氏一切以己意芟除變亂，使古方自此湮沒，余重惜之，故於是編，務存陳氏之舊，而刪其偏駁者，然亦存什之六七而已。至薛氏之說，則盡收之，取其以養正爲主，且簡而易守，雖子女學習無難也。若易水、瀫水師弟，則後長沙而精於醫者，一方一論，具掇是中，廼它書所無有挾是而過邯鄲庶無道少之患哉其積德求子與夫安産藏衣吉凶方位咒皆非醫家事故削不載云稿成而兵憲蔡君臺公明府涂振任公助之貲刻行之以爲此亦二公仁政萬分之一遂不復辭萬曆丁未早秋念西居士王肯堂宇泰甫書於無住菴

許氏兆禎女科要論

未見

衍嗣寶訓

未見

按右見于吳秀醫鏡序

王氏肯堂胤産全書

醫藏目録四卷

存

王肯堂序曰：世之什襲而藏者，金玉玩好已耳。稍有關於世，則烏得什襲而藏之？關於世者，兵農錢穀重莫與醫埒也。老人弱子，又莫若妊婦重也。蓋人之身一，而妊婦之身二，方兒爲胚胎，性精血而身母腹，母寒熱爲兒寒熱，母虚實爲兒虚實。醫於此可少忽乎？顧韓愼中乍佩宜男，而輒先露草者，且比比然。豈妊家固有專門治驗，未多靈劑耶？予每慨於斯。一日，張孝廉心如過予，燒燭檢書，閲數十笥，獨胤産無成編，相與洛嗟永夜爲出所藏付之訂梓噫古今怵惕惻隱之心能於嬰兒者其於兒之始基更何如乎證類若干條方採若干首從家胎産前後纖悉備列庶取諸左右無不逢原猗歟盛矣予敢恡一標示而使如金玉玩好同藏襲中也夫念西居士金壇王肯堂宇泰父題

張受孔序曰予昔在括蒼其府庫多奇書守茲土者雲間新宇俞公館穀不佞得盡閱焉於岐黃別笥有産便數種予請攜歸間以試之室人無弗効也試之親故無弗効也叩之業是又弗有知也欲梓之以廣其傳計偕上春官弗逮而室人重身竟殞於産中過聽庸醫家弗如撿也予痛恨甚焉居無

何侄遠文婦一如室人之誤而弗知救一月之間室(里)婦相次殞者三四噫是予過也衣珠而弗之省也過金壇懷之以質宇泰王公并得王公手録遠文梓之名曰胤産全書談者乃後曰是書也成可以贊天地之化育予何敢遠文亦何敢弟吾兩人均傷弓之鳥覩傷弓者不覺故瘡痛如衆人得不龜手之藥因欲盡愈夫水戰者耳不敢望封爵其敢擬天工先哲謂一命之士苟存心於利物必有所濟吾兩人任斯語已矣若夫雲間俞公之授是書金壇王公之參是書功德不可思議者也今而後家置一冊乃可海陽張受孔題

張氏女科　玉泉子金閨秘方

一卷

存

李氏盛春胤嗣全書

一卷

存

王氏化貞產鑑

二卷

存

陳氏治道保產萬全書

一卷

存

陳治道序曰：生育，婦人之常，非病也，故不用藥，不延醫，瓜熟蒂落，原無難生、倒生、橫生之異，歲時無不罹此苦者，谿女流生長閨閣，理即載書，何曾習聞，臨產時徒以兩命寄一穩婆之手，選老練善良者，順緩急而調之，子母俱適於安，此亦偶中而非諳於理也。值蠢而惡者，全昧節次，率意妄施，或頃令之逆，驚駭索財，因而傷命，道甚憫焉。不悉此理，不明於世，因據胎產古本，參以耳目見聞，集爲一書，不敢文者，易通曉也。此書也，尤在夫君居常與婦講論，廣受胎便知保攝，臨產自有主張，而又穩婆各習此書，明其節次，當不致倉皇失序，慎人之性命也，則是書尚有濟哉。蘄陽陳治道謹序。

錢氏國賓女科百病問答

四卷

存

按是書與前卷所著丹溪產寶百問毫無差異，豈書估以錢氏之書，剽爲朱彥修所撰者歟。國賓字君穎，浙錢

塘人。

女科百病補遺

一卷

存。

李氏長科胎産護生篇

一卷

存

小引曰予壯歲艱嗣服祖傳秘方聯舉六子每值閨中坐草時輙爲魄動心驚壬申夏産第四兒難甚兼以收生老媪耄而騃母若子幾致俱殞亟用萆麻子徼幸無恙因是發願輯胎産護生篇卽欲刊行以爲保姙婦嬰兒生死關頭第一着遷延至今僅得家大人已試良方一帙耳會予友乳遷孫仲氏授我産要一書爲四明卜氏所傳又復旁搜遍採共成茲編亦旣備厥苦心矣但保姙自受胎始前此諸證有婦科

嵩門在，予不問也，保嬰女自出胎數日止，後此諸證，有幼科嵩門在，予亦不問也，因述顛末如此，廣仁居士李長科小有氏

亡名氏廣嗣秘旨

十卷

未見

按見于許僖瘍科選粹凡例。

皇甫氏泰產寶

未見

按右見于浙江通志。

陳氏鶴溪濟陰舉要

醫藏目錄　卷

未見

亡名氏保室方

醫藏目錄三卷

未見

集驗廣嗣珍奇

醫藏目錄卷闕

未見

氏卿力濟生婦人方

醫藏目錄一卷

未見

亡名氏保產育嬰

醫藏目錄二卷

未見

錢氏大義求嗣秘書

醫藏目錄四卷

未見

袁氏黃祈嗣真詮

醫藏目錄一卷

存

鄭氏闕名問荅十四門
醫藏目録一卷
未見
胡氏孝種子類纂
醫藏目録一卷
未見
亡名氏大生方論
未見
祝以寧序曰：夫生人生物者，天地也。故曰天地之大德曰生。天地之生惟大德，而後知鼓潤熯散原隰肥磽，德也。非所以德，惟人其然。竊嘗閲世，而知凡人之有生德者，即與天地合，其人必多男子。蓋化醇化生，自有嘿相摶捖之理，而血氣筋骸之盈虧強弱不與焉。故古稱舜德好生，其以大德獲福，究至于子孫保之，而經傳所紀，惟舜以九男二女特聞，理有固然，亦何凡異。今岐黄家謂人之生本於精血，而精血統於腎與命門，此其説固無以易。余則謂人與天地合其生德者，非腎與命門，乃心也。即岐黄家亦豈不以心爲五藏六府之君乎。復見天地之心，正見生生之心。天地生生之心，正爲大生之德。而先儒言心如穀種，言生生也。釋氏亦謂萬物生於心，道家謂衆妙之門在谷神不死，由斯以觀，此心之中，冲然湛然，總是生機生理。而一毫陰刻噍殺之象。不得而蝕之心生則百脈皆生。精與血無不隨之而生者。所謂與天地合其德先天而天弗違者也。即陰德之說。吾猶以爲是後天之補助。不免落第二義。而況藥物乎哉。且不獨男子也。婦之婉嫕淑順。以婦德稱者。卒云宜子。彼亦具有天地之心。德與男子合。亦屬先天。至於錄醫方之有百子九子。六神二仙。用以補助精血詎不奇中。然皆後天而奉天時者也。余持此說以閱世徵應百不失一。今讀大生子所撰著。余未能一一悉其義。然有味乎大生而爲言也。自大生方論行。而以後天補先天。以先天券後天。當萬不失一。詒美堂集

趙氏獻可邯鄲遺稿

未見

單氏養賢產寶新書

未見

蕭壎曰：趙獻可邯鄲遺稿、單養賢產寶新書，爲胎產秘笈，世所罕讀。

龔氏定國內府秘傳經驗女科

一卷

存。

亟齋居士達生編

一卷

存

小引曰胎産非患也難産則爲人患人患不殄則歸之于天天何尤乎亦唯求之人事而已此編專爲難産而設蓋區區一得之愚亦即區區一點真誠之念倘能熟看謹行俱可先生如達于是人患弭而天德叶矣然知之而不言非也聞之而不傳亦非也好生者見之宜爲廣布有力者重刻通行無力者手鈔數册口授數人隨分所至未必非吾儒同胞同與之一事吾人利濟爲懷原非求福然積善餘慶必有攸歸達天德也但此編揣摩印證妥係無疑凡重刻手鈔時不必

改動，尤不必增入方藥，以相矛盾耳。康熙乙未天中節，亟齋居士記于南昌郡署之西堂。

武氏之望濟陰綱目

十四卷

存

四庫全書提要曰：濟陰綱目十四卷，國朝武之望撰，汪淇箋釋。之望字叔卿，自署關中人。淇字瞻漪，一字右吾，錢塘人。是書所分門目，與證治準繩之女科相同，文亦全相因襲，非別有所發明，蓋即王肯堂書，加以評釋圈點，以便檢閱耳。

岳氏甫嘉妙一齋醫學正印種子編

二卷

存

岳甫嘉序曰種子編乃予醫學正印編之一也合女人調經固胎護產爲上下卷藏之笥中久矣曩在金陵時侍御趙公勸予授之梓予見鸞兒飲氷茹蘗未便購梓及隨任禹杭半載見兒懸魚之署垂橐更甚是編幾付之塵蠹無復公世想適觸杭城中有標榜通衢鬻打胎絕產之方爲業者其術之不仁一至是兒雖禁示頗嚴未必無一二潛鬻以圖射利者天下往往有求嗣而艱育者廼懷妊而反欲墮之不幾拂天地好生之德乎予于是出是編命兒曰寧减我輩脩齋之膳

亟授之梓，以告杭人，并以告天下之爲杭人者，庶不至習爲殘忍刻薄之業，緣是而減口腹之奉，可以惜福，習保身之法，可以延年，得廣嗣之意，可俾天下男無不父，女無不母，爲當今聖天子成一多福多壽多男世界，予與爾之心不更愜乎。鑾唯唯，旋付剞劂。

女科全編

未見

錢處士闕名 繡閣寶生（大生要旨，作繡閣保生書。）

未見

湯處士闕名 保產機要

一卷

存

柯炌序曰秦郡湯處士保產機要一冊余近得讀之見其簡切諄複謀付重梓杜寸瑩陽又以錢處士繡閣寶生遺余所言脗合余因徧簡醫書朱丹溪產寶百問楊子建十產論陳自明婦人良方參考互訂始知湯錢兩編皆本於先喆而疏行詳明一覽盡見余遂以機要為主存其確論節其冗言補其未備之條載以經驗之劑至易至簡可遵可行居家者其可忽諸至若胎前產後各證浩不及載惟臨產一關醫家不能措手故著為通俗之言以行於世云丙辰秋日吳畯集菴

柯炌識、

李氏春沂婦人諸證辯覽

未見

按

李氏仲梱女科徵論

未見

按

王氏宏翰性原廣嗣

未見

女科機要

未見

桉右見于吳縣志

薾氏壎女科經綸

八卷

存

蕭壎序曰，兩儀定位，陰陽肇分，天地即以陰陽化生萬物，故經云，陰陽者，天地之道，萬物之綱紀，變化之父母，而男女其陰陽之始也。聖人以六經埀教萬物，易始乾坤，詩首關雎，書傳釐降，禮著内則，春秋載王姬，蓋以夫婦爲人道之造端，而婦人乃孳育化原之本，是以接調爕之術者，不可不於婦人之病爲獨重也自寇宗奭謂寧醫十男子莫醫一婦人以婦人病四診有所不能盡而其所患者多隱曲不可述如月經胎產至崩淋帶下俱屬鄙瑣難以言示然而婦人之病惟茲諸證爲最要故著書者於茲尤不可不亟講也余纂輯毉學經綸博極群書兼綜條貫凡雜證得一百六十有三採擬名賢之論七千條有奇而婦人月經諸證不與焉誠以婦人之病莫重於月經胎產崩淋帶下是以别立標名曰女科經綸凡一切內外虛實寒熱各有條序按之畧方名詳治論俾學者知所從事其於婦人病疾毋患治療之倍難於男子也司馬子長稱扁鵲過趙聞邯鄲貴婦人病帶下即爲帶下醫夫

婦人病不止於帶下，而扁鵲所過，隨以其名聞諸侯間，知古人留心於婦人病，蓋慎且重也。今之醫者，非如扁鵲過長桑君，授上池神術，舍昔聖昔賢之論，而欲冀其爲洞垣之見，不其難哉？苟有志斯，其以是編爲規矩焉，繩墨焉，可也。康熙甲子歲孟秋七月，檇李棘人蕭壎賡六氏漫識。

程氏雲鵬種嗣玄機

未見

程雲鵬曰：天地雖極凝寒，生理未嘗謝絕。元精不蓄，恣情于方士金丹，或閉塞于窮愁哀怨，或田之膏腴，或疲于奔命，自棄而已，天地何心？又有堅持經朔之談，妄冀葭吹六管，捕影

捉風徒令若敖氏笑而引爲同病。慈幼筏序

陳氏治濟陰近編

五卷

存

濟陰近編附纂

一卷

存

吳氏儀洛女科宜今

未見

按右見于傷寒分經凡例。

唐氏千頃大生要旨

五卷

存

秦氏之楨女科切要

未見

按右見于陳懋寬傷寒大白序。

吳氏道源女科切要

八卷

存

馮氏兆張女科精要

未見

按右見于錦囊秘録、

沉氏金鰲婦科玉尺

六卷

存

自序曰尺者劃分寸量短長取其準也、尺而以玉爲之、分寸所劃堅久不磨、乜準之準也、余竊思短長之數、必取準於尺、於物然、於病亦然、于婦女之病、更無不然、何則婦女深居閨房則情不暢、婦女見地拘局、則識不閑、婦女以身事人、則性多躁、婦女以色悦人、則心偏妬、稍有不遂、即爲憂思、憂思之至歎為怨怒不知憂則氣結思則氣鬱怨則氣沮怒則氣上血隨氣行故氣逆而血亦逆血氣乖爭百疾於是乎作及其疾作又若不自知即或知之而幽私隱曲又不肯自達且多掩弊于是其家委之醫醫一憑之脉而此翕翕跳動之脉欲藉以測婦女幽私達婦女隱曲毫釐千里貽禍不少豈非妄意揣度而未知用玉尺以量之且用玉尺以求得其準乎昔者倉公診女子知其欲男子不得脉出魚際一寸是以玉尺量準者也古來知倉公之醫者不乏要皆量以玉尺而能準者舉古人為法求得其準焉夫何幽私隱曲之不可達哉雖然言醫之書甚繁其不能讀者無論已有能讀者句非識

精見，卓確有把持，將此紛紛聚訟者，何自援以爲準乎？余故不憚參稽，著爲婦科六卷，所言諸病，必按脈切證，要于的當，不失幽私隱曲之所在，摘録前人之語及方，悉皆至精至粹，百用百效者，以是而當尺之分寸，庶幾如玉所劃，堅久不磨，取以量婦女病，應無不得其準之準者歟。乾隆甲午清明前二日，無錫沉金鰲自書。

舒氏詔女科要訣

一卷

存

醫籍考卷七十三

醫籍考卷七十四

東都 丹波元胤紹翁 編

方論 五十二

師巫顱顖經

宋志二卷

存

原序曰、夫顱顖者、謂天地陰陽化感顱顖、故受名也、嘗覽黄帝內傳、王母金文、始演四序二儀陰陽之術、三才一元之道、探御靈機、黄帝得之昇天、秘藏金匱、名曰內經、百姓莫可見之、後穆王賢士師巫於崆峒山得而釋之、叙天地大德陰陽化切父母交和中成胎質爰自精凝血室兒感陽興血入精宮女隨陰往故以清氣降而陽谷生濁氣升而陰井盛也甚者二儀互換五氣相參目覩元機非賢莫達謂眞陰錯雜便精血聚而成殃陽發異端感榮衛合而有疾逆使嬰兒纔養驚候多生庸愚不測始末亂施攻療便致枉損嬰兒吁哉吁哉遂究古言尋察端由叙成　目曰顱顖經焉

巢元方曰中古有巫方立小兒顱顖經以占夭壽判疾病死生世所相傳有小兒方焉　諸病源候論○千金方作巫妨

劉昉曰顱顖經世傳爲黃帝之書至周穆王時師巫得之於崆峒洞今不可攷　幼幼新書

陳自明曰：嬰童寶鑑集云：小兒方論起自巫方，黃帝云：吾不能察幼小，藐國有巫方，能知小兒之壽夭耳。婦人良方

四庫全書提要曰：顱顖經二卷，不著撰人名氏，世亦別無傳本，獨永樂大典內載有其書。考歷代史志，自唐藝文志以上皆無此名，至宋藝文志始有師巫顱顖經二卷。今檢此書，前有序文一篇，其所謂師巫，與宋志相合，當即此本。疑是唐末宋初人所爲，以王冰素問註第七卷內有師氏藏之一語，遂託名師巫以神其説耳。其名顱顖者，案首骨曰顱，腦蓋曰顖，殆因小兒初生顱顖未合，證治各別，故取以名其書。首論脉候至數之法，小兒與大人不同，次論受病之本，與治療之術，

皆極中肯綮、要言不煩、次論火丹證治、分別十五名目、皆他書所未嘗見、其論雜證、亦多秘方、非後世俗醫所可及、蓋必別有師承、故能精晰如此、宋史方技傳、錢乙始以顱顖經著名、召至京師、視長公主女疾、授翰林醫學、錢乙幼科冠絕一代、而其源實出於此書、亦可知其術之精矣、謹據永樂大典所載、裒而輯之、依宋志舊目釐為二卷、俾不至無傳於後矣

按諸病源候論所謂巫方顱顖經、即是書也、方與彭通、呂覽曰巫彭作醫、師巫亦是巫方之謂也、是書非據王求師氏藏之一語而託名者也、

衛氏沆 顱顖經

三卷

佚

按右見于太平御覽張仲景方序

俞氏闕名療小兒方

隋志四卷

佚

徐氏叔嚮療少小百病方

七錄三十七卷

佚

亡名氏療少小雜方

七錄二十卷

佚

療少小雜方

七錄二十九卷

佚

范氏闕名療小兒藥方

七錄一卷

佚

王氏未療小兒雜方

七錄十七卷

佚

亡名氏少小方

隋志一卷舊唐志作十卷

佚

療小兒丹法

隋志一卷

佚

小兒經

隋志一卷

佚

王氏超仙人水鏡圖訣

新唐志一卷、註曰、貞觀人、

佚

姚氏和衆童子秘訣

新唐志二卷

佚

孫氏會嬰孺方

新唐志十卷

佚

李氏言少嬰孩病源論舊闕撰人、今據宋志錄之、宋志作嬰孺病論、

崇文總目一卷

佚

崔氏闕名小兒論 宋志楊全 崔氏小兒論

崇文總目一卷

佚

亡名氏療小兒論 宋志作療小兒病論

崇文總目一卷

佚

小兒五疳二十四候論

崇文總目一卷

佚

小兒官氣集 藝文志、畧作宮氣、

崇文總目三卷

佚

小兒方術論

崇文總目一卷

佚

朱氏家孩孺明珠變蒸七疳方論 舊闕撰人今據藝文畧錄之、宋志作朱傳、

崇文總目一卷

佚

亡名氏孩子脉訣論

崇文總目一卷

佚

劉氏（京裕）小兒藥證

崇文總目一卷

佚

按是書久佚，弟堅從醫方類聚各證門所輯錄出，裒爲一編。

亡名氏小兒秘錄（宋志作小兒秘錄集要方。）

崇文總目一卷

佚

楊大鄴嬰兒論

宋志二卷

佚

周氏挺保童方 藝文畧作僞蜀周挺

宋文總目一卷

佚

亡名氏嬰兒雜方 藝文畧作嬰孩雜方、宋志作孩孺雜病方

宋文總目五卷

佚

嬰兒論

藝文畧三卷

佚

小兒水鑑論

藝文畧三卷

佚

小兒玉匱金鎖訣

藝文畧一卷

佚

小兒葱臺訣

藝文畧一卷

佚

小兒備急方

藝文畧一卷

佚

童子元感秘訣

藝文畧三卷

佚

嬰童寶鑑

藝文畧三卷

佚

幼幼方

藝文畧一卷

佚

小兒病源

藝文畧六卷

佚

錢氏汝小兒論

藝文畧三卷

佚

亡名氏小兒訣

藝文畧三卷

佚

錢氏乙小兒藥證直訣

宋志八卷

未見

錢氏小兒藥證真訣

書録解題三卷

未見

陳振孫曰錢氏小兒藥證真訣三卷大醫丞東平錢乙仲陽

撰，宣教郎大梁閻季忠集，上卷言證，中卷敘嘗所治病，下卷爲方，季忠亦頗附以己說，且以劉斯立所作仲陽傳附於末，宣和元年也。

曾世榮曰：晉朝有醫工錢氏，諱乙，設方用藥，明證識候，直究竟嬰孩臟府冷熱表裡虛實傳變，頗取其效，正所謂醫家董之意，準繩法則之道，如此，後世欲以及其儀者，蓋闕如也。往往誦錢君之書，記錢君之藥，錢君之意旨，未之聞也。愚詳其意，徑直其說，勁且銳，其方截而良，其用功而速，深達其要，廣操其言，萬世不可掩其妙，四方皆可遵其說，凡八十一家書，各述精通，莫若錢君智意尅效，究竟一不勞再三，亦無中道而廢門人閻公編集未具錢君心脈想計恢洪純粹妙理希奇紙筆不可得而録者耶時有高見之士一悟錢君意旨醫之與藥規矩法度無以異錢君運乎中顯乎機而自然造化者莫之能語也良工妙用信乎野老之言毋曰管見後之學者盡心討論必有深著於胸次且德義於人揚名于後世之道不亦宜乎 活幼口議

曾世榮曰鄭氏議古人醫書不能無失如錢氏治慢驚用括蔞湯與病不相主對是謂之失以愚觀之所待藥性醫者之通曉縱有前證未必肯用但不容不講明耳殊不知錢氏既沒之後其書成于仕路故人閻孝忠編集刊行屢經異代況

錢氏儒醫，名聞朝野，施治之法，如珠在貫，未嘗少差。鄭氏所指慢驚，誤用栝蔞湯，然本方下明載治肺熱涎盛，非為慢驚之設。閻孝忠豈不知此，其或居官錄梓之日，失於參考，言傳此劑，致有前議，奈歷年已遠，卒難校正。若論五藏補瀉之妙，却無瑕可指。及雜方有功于世，不為不多，直訣一書，信不誣矣。治幼心書

錢氏小兒方

藝文畧八卷

未見

趙希弁曰：錢氏小兒方八卷，右皇朝錢乙仲陽撰，神宗時擢

太醫丞於書無所不窺它人靳靳守古獨度越縱舍卒與法合尤邃本草多識物理辨正闕誤最工療嬰孺病年八十二而終閻季忠方附于後

按是書與宋志所載未知果爲一書否書錄解題作三卷者似有不同亦以未可決定併著于錄

熊氏宗立類證註釋錢氏小兒方訣

十卷

存

自序曰宋錢氏仲陽著小兒直訣太醫陳文中作痘疹方論世稱治幼之筌蹄全嬰之軌範當時門人傳寫本未免有遺

次錯文之患後之讀是書者往往莫無疑難予不揣凡陋已知僭妄竊以二書疏其源流類其證治要之支分節解脈絡貫通間附註以發明之使我同志初學之士展卷觀讀則前之疑難者今盡渙然氷釋而一歸至當矣抑亦人人保赤子之心油然而興不至委命於庸夫之手乎爲之醫者苟爲能以二書浹洽於胸臆之中臨治之際 切取効如鼓應枹必無鐀藥有不敢嘗之譏焉庶乎太上好生幼幼之仁而不負國家惠民之初意其視鐀核獨善之人吾不忍爲之遂鋟諸梓以廣其傳云

薛氏己校註錢氏小兒直訣

三卷

存

自序曰宋神宗時有太醫丞錢仲陽氏貫陰陽於一理合色脉於萬全偉論雄才逈邁前列可謂傑起而振出者門人閻孝忠記其典要緝成直訣若干卷而幼穉之色脉證治無遺漏矣先君嘗語余曰幼幼之藥宜善調之古謂小兒爲芽兒如草之萌如水之漚故其命方曰保嬰曰全幼者蓋不欲以峻攻耳錢氏之法可以日用錢氏之方可以特省也愚服膺先人之言僅有年矣遇施之治有一得驗者輙自識之用補註於錢文之下同幼其幼不敢以紫亂朱以薰並蘭也非特

以錢氏峻攻，爲不可用也，視古既遠，元氣亦殊，不欲直施之於今耳，歛以一得之愚，附續貂尾，更覬明哲者正諸，

亡名氏童子要訣

藝文畧三卷

佚

潘氏闕名小兒方

藝文畧一卷

佚

陳氏宗望小兒方

藝文畧一卷

佚

陳氏𤥭小兒方

藝文畧一卷

佚

王氏闕名小兒方

藝文畧一卷

佚

栖真子嬰孩寶鑑方 讀書後志作嬰童寶鑑

宋志十卷

佚

趙希弁曰、右題云栖眞子、不著姓名、錄世行應驗方、成此書、

劉昉曰、大胡鈞叟栖眞子撰、

漢東王先生小兒形證方

宋志三卷、

未見

劉昉曰、漢東王先生、本方不載名字、

曾世榮曰、小兒方書、世傳有三、王氏東漢、作方論二十篇、今家寶是其、或大同少異、往往好事作德君子、刋施濟衆、就平增損者有之、大抵其言有序、自微至著、其旨有歸、自隱至顯、話括周遍、事無繁述、參以數十名家、比較優劣、始知先生用

藥淳和、方排繼續、考之而取其功、究之而救其疾、斟酌升降、以和為用、其意在調理、蓋善之最也、雖然後學之士、治家之子、檢閱投餌、或有不當、毋至差忒致害、其書故得家寳之稱、夫良士用心、妙理活人、醫之與藥、猶若權衡、權衡者、法之一端也、參究均平、考較定論、循方以應、脉有條而不紊、王氏之書乃幼幼方脉之規模、習小圓散、豈可循此、如大人疾患、有叔和脉訣、考五行有珞琭子、命書學六爻、有火珠卦文、知貴賤有人倫風鑑相法、如斯等術、皆名家所集、詳辯以為上首、冠諸妙義、得毋枉冤、雖然各有廣要、篇章終不逺越、而在總歸非曰訓童發蒙之謂、延老足欽、至妙之道也已、活幼口議錢曾曰：王氏小兒形證方二卷，醫之科有十三，惟小兒爲啞科，察色觀形，最爲難治，漢東王氏秘其方爲家寶，良有以也。此書刻于元貞新元，序之者爲古梅野逸，不知何人，後附錄秘傳小兒方三十二，及秣林牛黃鎮驚錠子方，皆庸醫所不知者，宜珍視之。

亡名氏小兒靈秘方

讀書後志十三卷

佚

趙希弁曰：右不題撰人，辨小兒疾證及治療之方，多爲歌括。

小兒玉訣

讀書後志一卷

佚

趙希弁曰，右未詳撰人名氏，爲韻語以記小兒疾證治法，凡二十三。

按紉紉新書載玉訣一書曰，玉訣太元真人撰，三十六種四十八候，皆託以神仙所傳，不知其果爲何人得之長沙諸醫云，讀書志所著，似與其書不同，今附記以俟考。

嬰孺方

十一卷

佚

劉昉曰、嬰孺方、此方得之湖南撫幹向澹伯海云、相傳出於秘閣凡十一卷、近崇文總目求遺書、有兩嬰孺方、卷目皆同、亦不載所作之人、

寶童方

佚

按右見于幼幼新書、

張氏渙小兒醫方妙選

宋志三卷、

佚

劉昉曰張渙編總方四百二十道長沙小兒醫丘松年又得遺方數十首分載諸門

陳振孫曰小兒醫方妙選三卷成安大夫惠州團練使張渙撰凡四百二十方渙五世為小兒醫未嘗改科靖康九年自為之序

曾世榮曰宋朝徽宗朝太子壽王聰慧幼時常發癎疾諸大名醫莫之安愈時有草澤醫士張渙挾盂貨藥于都下召之入內用藥即效官至翰林醫正張氏北人也留方五百有餘遂病敘說深參其要近傳于世目曰張氏妙選四方士夫樂而用之殊不知南人得病以北人處方自是道地相反意議

不同所謂北人水氣多南人瘟疫盛地氣天時使之然也北人水氣盛盛則就濕濕即與燥之南人瘟疫盛盛即作熱熱宜發散更加燥熱之藥病熱傳作它證藥既不宜疾何能愈夫幼童陰陽相偏表裏固同臟府怯弱豈可以熱制冷以療止燥其說證候可以循藺述論頗有優長然其方藥初使人疑之次復惑之或有不當必與悔之曰南人用北人方藥局不知之學者參究盡善不必覊方如前有云意與醫同藥與病諧方可投之若也據手云云而用之者斯謂愚醫不無妄投其餌在乎得失須當審之宜其察之 活幼口議

張氏永小兒方

佚

按右見于紹興府志、

王氏（伯順）小兒方

宋志三卷

佚

李氏（檉）小兒保生要方 書錄解題、作小兒保生方、

宋志三卷

佚

陳振孫曰小兒保生方三卷、左司郎姑孰李檉與幾撰、

閻氏（孝忠）重廣保生信效方

宋志一卷

佚

劉氏昉幼幼新書

宋志四十卷

存

李庚序曰，醫家方論，其傳尚矣，自有書契以來，雖三墳之言，世不得見，而神農本草、黃帝内經，乃與庖犧氏之八卦，綿歷今古，爛然如日星昭垂，信乎藥石不可闕於人，而醫書尤不可廢於天下，或者乃謂醫特意耳，不庸著書，唐史臣以此劉口稱道於許嗣宗，殊不知張仲景、孫思邈輩，率千百年，而得一人，使其方劑之書不傳，則醫之道或幾於熄矣。是或一編之論也。湖南師潮陽劉公鎮撫之暇，尤善方書，每患小兒疾苦，不惟世無良醫，且無全書，孩抱中傷，不幸而殞於庸人之手者，其可勝計。因取古聖賢方論與夫近世閭人家傳，下至醫工技工之禁方，閭巷小夫試之秘訣，無不曲意尋訪，兼收並録，命幹辦公事王曆、義道主其事，鄉貢進士王湜子是編其書，雖其間取方或失之詳，立論或失之俗，要之皆因仍舊文，不敢加竄定。越一年而書始成，惜乎公未及見，而疾不起。公臨終顧謂庚曰：紉紉新書，未有序引，歸來欲自為之，今不是及矣，子其為我成之。庚曰：謹聞命。嗚乎！學士大夫，公天下以爲心者，幾何人哉，平日處念積慮，無非急己而緩人，先親而後疎，物我異觀，私爲町畦，其來蓋非一日，昔吾夫子助祭於蜡，出遊魯觀之上，喟然發嘆，以謂大道之行，天下爲公，故人不獨親其親，不獨子其子，大道既隱，天下爲家，各親其親，各子其子，夫子之嘆，蓋嘆魯也，然而天下後世，豈止一魯而已哉，滔滔者皆是也，東漢人物，如第五倫者，悃愊無華，質直好義，似若可喜也，意其設心必有大過人者，至於或人問之以有私乎，倫則曰，吾兄之子，常病一夜十往，退而安寢，吾子有疾，雖不省視，終夕不寐，自以謂不能無私，夫以兄之子尚若爾，況他人之子乎，以第五倫尚若爾，況下倫一等者乎，宜乎夫子之嘆之也。今公之爲是書，使天下之爲父兄者，舉無子弟之戚，少有所養，老有所終，家藏此書，交相授受，履源無窮，其爲利顧不博哉。以此知公之存心，非特無愧於今之人，抑亦無愧於古之人矣。紹興二十年九月幾望謹序。

樓璹跋曰：庚午秋，仲潭帥劉方明以疾不起，僕攝帥事，問諸府人，公治潭久，凡所興立，不爲苟且計，得無有肇端既闕，偶未就者，於是以幼幼新書來告，索而觀之，則古今醫家之書，若方與論，爲嬰孺設者，無不畢取，包并總統，類聚而條分之，如適通衢，百貨具在，如閱藏室，群玉粲然，隨所宜用，必厭其求。噫，昔好事人得一名方，檟藏謹守，雖父子誓以不傳，方明於此、顧能窮探博取、萃爲成書、鋟版流通、與世共寶、則其用心亦仁矣哉、因命趣工、以成其美、又集舊傳宜于諸方、列繫於左爲第一通云、

石才孺後序畧曰、褐陽劉公帥荆湘、嘗命編集古今醫書中小兒方劑之說、爲一書、總四十卷、目曰幼幼新書、既成三十八卷、而疾不起、漕使四明樓公實繼其政、乃曰、前之美不可不成、因命亟迄其事、因合後二卷爲一、復纂歷所求子方論爲一卷、冠其篇首、閱月而書成、噫、可謂書盡矣、

陳振孫曰、幼幼新書五十卷、直龍圖閣知潭州劉昉方明撰、集刊未畢而死、徐璹壽卿以漕攝郡、趣成之、

曾世榮曰，調理嬰孩小兒，上古黃帝未有言著，鬼臾區云謂小兒受病，令是一門，故不載素問，始自巫人顱顖經篇章三舉，自後智者繼述本末，世傳諸家之善，經進詳要旨證準繩之者，凡八十一家，近世湖南潭州周宅廣收其文，專入編集，目曰幼幼新書，四十冊，僅數十萬，排列名方，似涉繁碎，猶如元帥要退伏兵，欲以一箭敗陣，乃定太平，彼時求選一夫善射，急於百萬軍衆，皆張弧矢以待，比較優劣，臨機對壘，就敵之勢，不可得而用之，奇正退其潜伏，猶據再三，乃非良將者耶。臨時撿閱審較可否，其效驗正由渴而掘井，鬬而鑄兵，不亦晚乎。學醫之士若不究竟，胸次了了，肘後簡徑直截扶危

之切若也，取次緩慢，智意不逮，傍徨之久，出不得已，肆意而設，自不知慙而且愧，有如馬服子強戰，無不失利。活幼口議

按萬曆丙戌古吳陳履端刊行是書，其方論字句，併爲筆削，以故劉氏原書之晦尚矣，特秘府所藏明人鈔本，實爲完帙，每卷首尾有二印，曰中山世裔，曰和陽劉氏奕世儒醫，豈其方明氏之後歟，寬政辛亥祖考藍溪君申請以傳錄之，醫藏目錄爲陳履端所著，陳甚。

鄭氏端友全嬰方論

二十三卷

存

按是書世久不見傳本文政己卯西京福井榕亭需繕寫以被貽焉來書稱其板式類于宋槧而惜闕第一弟二兩卷云考觀末卷記常所治病有紹興庚戌乾道壬午文則知端友實爲高孝兩朝間人醫學源流所謂淳祐中當是淳熙訛字而其方論援證該備間述新見有劉氏幼幼新書所采收者是亦小方脈科不可少之書也

朱氏端章衛生家寶小兒方

宋志二卷

佚

亡名氏小兒秘要論

宋志一卷

佚

亡名氏小兒衛生總微論方

二十卷

存

何大任序曰余先君有小兒衛生總微論方二十卷家藏甚久今六十餘載矣不知作者謂誰博加搜訪未嘗聞此書之流播也自嬰孩初育以至成童所謂保衛其生總括精微視古今方書極爲詳盡仁哉著書者之心也宗族親舊閒紛椎

有疾余每口傳指授効如影響又取其可以通用於大人者增湯劑而用之尤爲神異豈此書不言之妙有待於余而發耶烏可掩爲一家之寶而不與人共之於是集二三同志訂正其謄寫之舛鋟于行在太醫局以廣其傳得此者敬而用之當知余言不繆或未免畫蛇添足之譏不暇顧矣吁齊魯大臣史失其名恨不得詳其人也嘉定丙午立春日和安大夫特差判太醫局何大任序

宋臣序曰保幼大全即小兒總微論方之別名也以其制方著論詳審精密故復名之曰保幼大全予素頗有志於濟物見醫家書每喜蓄之揮使鄭君和精於小兒醫者也與予友

善予扣其所以精於醫之故、乃出是書焉。予閱是書之異於尋常也、又扣其所以得之之故、則曰、相傳農人得之於古塚中、於是求以錄之、鄭君無難色、遂以全集授予、錄而珍藏諸笥者有年矣、間遇小兒疾、按方試之、往往得奇驗、一日偕宣城令李君宗仁詢民瘼、會於公所、語及是書、宗仁樂於濟物者也、即取而刊之、以廣其傳、不數月而成、意予竊祿明時、無補於吾民尚矣、使一二孩提之童、得因是書而濟萬分之一於危迫倉卒之際、予之素心寧、不亦少慰乎、若其爲術之高下、明者當自得之、蓋不待予言者、姑序其所自云、

四庫全書提要曰、小兒衛生總微論方二十卷、不著撰人名

氏凡論一百條自初生以至成童無不悉備論後各附以方前有嘉定丙午和安大夫特差判太醫局何大任序稱家藏是書六十餘載不知作者爲誰博加搜訪亦未嘗聞此書之流播因鋟於行在大醫院（案南宋雖定都臨安而當時猶稱行在以示恢復之意咸淳臨安志所載甚明）以廣其傳案北宋錢乙始以治小兒得名其藥證直訣一書僅有傳本亦不免闕略其他如晁陳二氏所著録者有嬰童寶鑑小兒靈秘方小兒玉訣小兒醫方妙選小兒斑疹論諸書皆不可得見是書詳載各證如梗舌鱗瘡之類悉述時醫書所未備其議論亦篤實明晰無明以來諸醫家黨同伐異自立門戶之習誠保嬰之要書也此本爲明宏治己酉

濟南朱臣刻於寧國府者，改名保幼大全，今考嘉定本原序，
復題本名，臣序又稱得之醫者鄭和，和得之古冢中，其說迂
怪，蓋方伎家自神其授受，亦無取焉。

董氏大英活幼悟神集

宋志二十卷

佚

安慶集

宋志十卷

佚

湯氏民望嬰孩妙訣論

宋志三卷

佚

陳振孫曰湯氏嬰孩妙訣二卷東陽湯衡撰衡之祖民望精小兒醫有子曰麟登科衡麟之子尤邃於祖業爲此書九十九篇

湯氏衡博濟嬰孩寶書

宋志二十卷 菉竹堂書目作二卷

未見

熊均曰宋南渡時南陽湯民望精小方脈其子麟登進士第麟子衡尤邃於此學因以得官遂述其家傳有明驗方二十

卷、刊於會稽齋謂之曰嬰孩寶書、

陳氏文中小兒病源方論

四卷

存

鄭全序曰、嘗聞范文正公之言曰、不爲宰相、當爲良醫、夫以宰相之尊、豈醫者之卑所事同日語、反而思之、宰相以道濟天下、醫者以術濟斯人、其位望思不同、其存鄉於濟人一也、余見世之所謂醫者、以病試藥、以藥試人、比比皆是、間有一濟而愈者、出乎幸也、孰能收萬全之効乎、淳祐庚戌來遊連水、此見醫者惟陳公文秀一人而已、陳公明大小方脉、於小兒瘡疹尤造其妙漣水自守將肅宣使以下與夫時官富民之家多以疾篤爲憂群醫環視縮手無措而公獨優悠和緩隨證施治皆收奇効至於閭閻細民以急告者公不以其家之窘窶匍匐往救此賴以全活者不可枚舉矣又有目之此不見力之所不及者必罹於是圖其形狀別其證候蹟其方論校而行之其意欲使天下後世俱受其惠吁陳公之心其文正公之心乎公姓陳名文中字文秀宿之符離人也亡歸宋處漣水十五年漣人無小大識與不識皆稱之爲宿州陳令居維揚醫道盛行有子業儒吁盧喝亦之報其在是矣余曰其尚味之不釋乎嘉其用心古而擇術精故叙此見於

卷末、

楊氏士瀛嬰兒指要

五卷

未見

劉氏完素保童秘要

二卷

存

曾氏世榮活幼心書

國史經籍志三卷

存

自序曰聞之先儒云天向一中分造化人於心上起經綸大哉心乎其萬事之機括乎前乎千百世而上爲天地立心生民立命者此心也後乎千百世而下爲往聖繼絕學來者續師傳亦此心也是心也以之活幼則有測隱之真所謂乍見孺子將入於井皆有怵惕惻隱者無非此心中來宋翰林侍御太醫戴克臣者（徽宗朝名堯道）活幼宗師也取信當時有聲朝野心以傳心得其妙者惟丞西高原劉茂先（名昶自號固窮山叟）茂先之心其五世孫字直甫者（名思道）又深得之推其所得隨施輒效亦可以見其用心矣然昔賢之學固以心而傳而昔賢之心非書又無以衍其傳況自開禧以來其書散漫戴劉

二公之心傳幾不復見予生二公之後而欲默契乎二公之心蚤歲師事直甫于茲有年面命心傳領會多矣但念一宗醫書方論詩訣歲月寖遠卷帙不齊設有危難未易檢閱時得其心者敢不究其心哉明窓晝熏短檠夜雨因就其遺書而精加編次繁者刪之缺者補之書非可用不敢錄方非己效弗敢收脫亾遺漏存十一於千百上探三皇前哲之遺意下探克臣茂先之用心實則吾心固有之理旁求當代明醫之論亦姑爲活幼之一助云爾遂名其書曰活幼心書書成客或難予曰醫者意也但觀形切脉以意逆志是爲得之何必一切求諸書而且以心書名之哉予曰不然余非有心於

著述而求異於人也不過推廣劉氏數傳之真心以求契夫戴氏之初心耳朱文公有言意者心之所發也書之所述豈非心之流行發見者乎客唯而退於是乎書至元甲午菊節

衡陽後學育溪曾世榮德顯識

吳剛中序曰人得天地生物之心以爲心則當視天地萬物爲一體癢痾疾痛舉切吾身仁者事也先儒謂醫家以四支痿痺爲不仁斯言善狀仁字蓋手足痺則氣脈不相通痛癢無所覺心之生道息矣烏得仁況醫家之於嬰孩語言未足辨脈理未足憑必能以心體之然後可以察其癢痾疾痛之所在非有志于仁者其能若是乎丞西曾君德顯儒而爲醫

幼從鄉先生李月山、固已得儒學於心授、長從世醫劉氏、又能得醫學於心傳、精讀醫經、詳味藥性、參前輩之奧議、伸自己之獨見、有求必應、不倦于貧、集其平時論證與方、名曰活幼心書、將與同志共之、夫作書以述其心之所用、而克廣其傳、亦庶乎仁者之用心矣、嘗觀其書、則審證施劑、信有異乎人者、五苓散在諸家、止用之解傷寒溫濕暑毒霍亂、而德顯於驚風痰搐瘡疹等疾、通四時而用之、前同知衡州府事胡省齋因其子驚風得愈、問之曰、五苓散何以愈斯疾乎、德顯曰、此劑内用茯苓、可以安此心之神、用澤瀉導小便、小腸利而心氣通、木得桂而枯、足能抑肝之氣、而風自止、所以能療

驚風施之他證亦皆有説省齋深然之此其善用五苓散也
小兒驚風搐掣醫者視爲一病輒以金石腦麝蜈蠶蛇蝎等
劑投之非徒無益及激他證德顯則謂有因驚風而搐者有
因氣鬱而搐者驚屬心風屬肝而鬱於氣者亦有搐陳氏所
謂蓄氣而成搐者是也未著其方余於驚風則隨證施治若
氣鬱而搐者則用寬氣飲治之只以枳殼枳實爲主嘗患搐
者倉卒求藥教服鋪家枳殼散而搐亦止病者深感之此又
治搐之特見也其他緊證俱能究心用藥之奇成效之速有
未易縷述者寄寓予家將十年二孫藉其調護每識證於微
眇制疾於萌芽其用心之溥非特於吾輩爲然蓋其篤志于

仁重義輕利，亦自讀書中來，非可與庸俗例視也。讀其方論，因叙數語於篇端，識者儻察予言，必有知其用心者。

楊仲叔序畧曰：予曩職衡邑庠，識曾公於卅載前，茲宦遊過石鼓，握手傾倒，既壽且康，蒙出示其書，曰《活幼心書》，諸老師序之甚詳，予啓誦而喜其用心之宏矣。越翌日，衡遭回祿，連甍巨棟，數千室俱煨燼，是書板寘諸闤闠中，逃難奔走不暇顧，刼灰未冷，亟視之，則遇好事者，納諸方池中無恙，吁，金珠玉帛，人不能全，詎能顧此書乎？己力已不逮，尚安能期諸人乎？今是書之存，是不存諸人而存諸天地，以吾方示之天，而證諸天心之天，予以是知心中之天矣。

亡名氏序曰活幼心書衡士曾君德顯所自著也德顯儒而業於醫蚤有聲譽其所著書切脉觀證用藥之道靡不具而身所著效猶備録焉夫非泛焉以語人也非徒自衒以衒人之知也蓋欲業於斯者深信而依倣之庶幾居襁褓者不夭閼其生而遂至於壯且強也於是可見仁人之用心矣余僑寓於衡孩提之童沐其刀圭之惠者非一即是書讀之益知其用心之不誣傳曰幼吾幼以及人之幼充是心也不謂之仁人可乎德顯號育溪時年今已八十而康寧慈惠仁者壽者歟至順壬申良日

國史經籍志二十卷

存

馮氏道立全嬰簡易方

佚

熊均曰

亡名氏三十六吊書

文淵閣書目一部一册闕

兼竹堂作卷

未見

朱氏震亨丹溪活幼心方

醫藏目録卷闕

未見

按醫藏目録又有丹溪幼科全書四卷是蓋傳紹翁所假託者，仍不著録。

亡名氏養子直訣

文淵閣書目一部一冊闕菉竹堂作一卷。

未見

養子要言

文淵閣書目一部一冊闕。

未見

醫籍考卷七十四

醫籍考卷七十五

東都　丹波元胤紹翁　編

方論五十三

徐氏用宣袖珍小兒方

十卷

存

自序曰，事莫難乎醫，醫莫難乎小兒，何也，蓋小兒之證，惟在揣摩推測以得之，古人喻之，若草頭之露，水上之泡耳，苟非燭理之明，曷能療之哉，古今方書，非不多也，然往往得彼失此，不足以備檢閲，予因暇日，竊蒐輯小兒諸家方書，纂成一帙分爲十卷以脉訣爲首方論針灸圖形次之名曰袖珍小兒方總七十二門共六百二十四方以便出入之觀覽非敢要譽于世特爲吾家子孫之業夫醫者有所循守而不忘也噫後之子孫尚當寶藏而弗墜庸書此以識云

潘璵序曰袖珍小兒方一帙首紋脉圖次形色圖又次命門部位圖又次則自初誕至痘疹其間若吐瀉驚疳風癎瘧痢靡不以次具載終則繫以針灸形圖凡七十二門六百二十四方每門或斷以歌訣或詳以論議而贅經驗方藥于下其於小兒證候陰陽逆順源委明盡傳變補瀉條理秩然一覽間可得其旨趣苟依書療理奚啻庖丁於牛肯綮迎刃而解

矣。眞活幼之良方也。然世無此書。永樂間三衢徐用宣氏始
爲之用宣以世醫。自少通儒書。究心醫道。晚年貫通得其要
領。每嘆世傳小方脉諸書浩瀚。多得此失彼。殊無旨歸。於是
究竟源流。參互己意。著爲論議。擇取良方。彙成此帙。珍藏出
入。以備檢閲。以善其術。以傳其後。天順間今撫蜀都憲貴溪
丘公時爲秋官。幼稚失調。適遇用宣之孫　于京師。延以
診視。見其觀色察脉。聽聲用藥。殊異俗輩。且取効刻期。因詢
其故再三。　感公勤懇。袖出此帙以觀。乃用宣手録細字
大適掌。厚僅盈寸耳。公讀之。觀其圖形。詳究論辨。精確方藥
簡要。誠非世有之書也。遂禮求得之。依方果試。獲效如神。信

謂此書之足以活幼也審矣迺今弘治庚戌春公撫蜀之暇始得授蜀藩大方伯文安邢公録梓以傳而命予序其端予惟用宣竭心思弊精神而成此書將珍藏以善其業而傳之子孫俾其一邑一郡及後世幼幼者咸得蒙其惠以活其幼其術業可謂精其用心可謂仁矣惜未廣也若今都憲公與方伯公梓以傳世則書之所及澤之所及也天下後世其有不蒙其澤乎其用心之仁是豈直一邑一郡及後世而已者耶

四庫全書提要曰袖珍小兒方十卷明徐用宣撰用宣衢州人藝文志稟作徽州人蓋字形相近而譌其書以脈訣爲首

方論鍼灸圖形次之，總七十二門，六百二十四方，蒐採頗備，惟論斷多襲舊文，無所發明耳。是書作於永樂中，嘉靖十一年，贛撫錢宏重刊，以是書原本宋錢乙也。

莊氏應祺補要袖珍小兒方

十卷

存

葛氏哲保嬰集

四卷

未見

鄭文康序曰：保嬰集者，崑山葛哲明仲所輯也。明仲業傳累世於儒醫二家之書無不讀於內外諸科之書無不究竊謂嬰孩之疾語言不通脉理未定猝有所遇無所措手憑仗者惟聲與色耳汝陽錢仲陽漢東王鐔之言固無容議若陳文中喜熱而惡寒喜補而惡解利已不免丹溪朱氏之辨非若張長沙傷寒方法後世莫之違而可據也爰是采取諸家已試獲效之方分門繫論以藥隨之劑皆平和而孟浪者弗錄集成奏進宣宗皇帝親覽之賜宴獎勞明仲存其副於家請言引首噫醫仁術也天下之術莫有仁於醫者夫父母之於子無所不至不幸而有疾計無所託乃託之醫醫無良方善藥將奚受其託哉得其人則變危為安起死為生非其人則

患有不可言者，世系或至於莫續，宗祀或至於遂殄，矧萬全之産乎。此明仲《保嬰集》之所由輯也。明仲博學明脈，而有恒心，今爲迪功佐郎、楚府良醫副云。平橋稿

又致仕良醫副葛明仲同配蔡氏合葬墓誌畧曰：吾崑多世醫，若周若許若董若沉若吾鄭，咸著工巧於前代，近時獨葛氏以術顯而得官。葛氏數傳，而至諱吉甫者，益弘其業，名出數家之上。吉甫生叔成，叔成娶張氏，生二子，長某，次即公，諱哲，字明仲；次睿，字季真。永樂間，明仲選士太醫垣，授荊府良醫副，季真起爲本縣醫學訓科。昆仲在位三十年，各致其仕，今季真之孫闌又嗣爲訓科。一門之內，以術而膺冠帶者三

人噫前人積德之厚可徵矣明仲自荆改梁又改楚持恒守道歷三府鮮有敗事府僚自長史而下無不重其人而神其術也在醫垣日嘗集保嬰方論若干卷上進在荆府日嘗授賜勅有式克勤慎之褒階修職佐郎公之配蔡氏諱淨同縣思齋之女公卒天順五年四月廿一日蔡卒臘月七日公壽七十有三蔡踰其一云平橋藁

寇氏平全幼心鑑

十六卷醫藏目錄作四卷

存

自序曰上古聖賢嘗百艸作素問肇爲醫藥以除疴瘥躋斯

民于壽域歷代醫師繼志述事立言立方廣乎功用大抵以
活人爲心而又分爲十三科俾專於一科用志不分必獲十
全之效小兒科乃其一然小兒號曰難治何也夫赤子之生
乳下弱質神未全氣未充言語未能飲食不知節寒暑不知
謹不可問切故也專是科者必明乎性命樞紐榮衛依附脈
絡相因以五藏之色見於面部探疾病之根源以藥性溫寒
爲攻補緩急然古方有效有不效蓋天地氣運古今不同猶
一歲有春夏秋冬之異不知今日是何時選古方效於今日
者彙成一書前列察病法後具用藥方名全幼心鑑繡梓印
行快其心目開卷易曉茲又以是流布四方其用心廣用心

良併書于端爲醫學勸、

錢氏大用　活幼全書

國史經籍志八卷

存

吳志尹序曰疾有大小不同不相爲用疾之最難治者莫過於小兒小兒氣體不全不能語言醫之用藥多損其人故漢之治幼者有上虞陳氏之科家之治幼者有新安錢氏之科元之治幼者有衡陽曾世榮之科書雖多而專門極少用之者罔見其效近世後學錢大用早游江浙過京師太院名公講明醫道師事老學明經之儒採諸家治過小兒有驗奇方

集爲一部，名曰活幼全書，請予爲序。予觀大用所集新書，與諸書不同，試之累有神驗，但文理駁雜亂而不序，乃取其中家驗可録者三百餘條，編成次序，分爲門類，作爲歌賦論斷以列於前，復以巨細詳略，以條于後，俾士之治小兒者，易於檢閲，舉其綱以見其目，某疾用某方，某方治其疾，理之謬者正之，傳之訛者去之，繁者删之，略者詳之，不疎不略，有條有倫，後之學醫者，則而象之，用藥者取而證之，不患藥之不應而疾之不愈矣。若夫集方以沽名，用藥以利己，大用不爲也。大用醫得師傳，存心仁厚，切於治幼，積方有年，今發之，雖不責報，而天之報之者，自有默相之理，方豈云乎哉？是爲序。

薛氏鎧保嬰撮要

明志二十卷

存

薛己序曰保嬰撮要一書余先人所編集也余所嘗治驗者因類附焉大參石山沈公見而嘉之謂有益於民也遂付諸梓嗚呼先人之用心於是乎不泯矣昔先人之爲是書也其意甚勤嘗誨己曰稚科惟潔古老人最精若陳文中錢仲陽則二大家也文中未嘗專用熱劑而後世宗陳者或失之仲陽未嘗專用涼劑而後世宗錢者或失之故有互相詆排遂爲二先生累者矣而二先生之法則豈端使然哉又

曰小兒無補法此俗說之誤也錢陳二先生之法無是也然世之持是說以殺人者多矣可不戒歟又曰大人小兒其劑異製所以然者大人之腸胃大其劑宜豐小兒之腸胃小其劑宜約法固然也且兒亦有大小襁褓之兒劑不可同於髫齔髫齔之兒劑不可同於成童　胃之不堪必有所傷是以治者慎之也　攻伐之劑者必審察其真母胎不足爲有餘中病即止徐而調之病必善愈不止者命之曰過劑之傷兒之憂也治者慎之又曰子母一體也況未食之兒全資母乳其感通尤速故母病子病母安子安由此言之凡診兒病者不可察其母矣但療其母子病自愈一則藥之氣味醲

乳汁中人、兒之腹、一則母病既去、兒飲善乳、二者兒皆有得
愈之道、誠療兒之善術也、若母無他疾、其兒自病、然兒甚苦
於服藥者、亦當與母服之、藥從乳傳、其功與兒自服藥等、吾
蓋屢試之、非漫云也、又曰、大人小兒、其治同也、夫何故、五行
生尅、其理一焉耳、治病而不本諸五行之生尅、其盲其聾、其
憒憒者歟、茲吾所懼而弗敢也、且吾所論集保嬰方治、多可
通於大方脉治者、在識者善用之而已、又曰、諸所集或多舊
方、蓋欲其備、非謂按方即可施治也、舊方多因當時病者而
製、與今人所患病情、未必悉合、大率未可遽用、宜審酌之、噫
凡先人所以剖玄示要、諄諄以誨小子者、可謂詳且至矣、余

小子安敢忘諸、安敢忘諸、夫玄微之語、切要之論、迺稚科之指南也、業者不可不知也、讀保嬰書、而不通是論、其待轉户而亡其樞、挈裘而亡其領者歟、惡乎可哉、惡乎可哉、遂謹述先人之語、而次序記之、用寘諸卷首、先人諱鎧、字良武、素業儒、爲郡學生、以明醫徵、弘治年間、爲大醫院醫士、今贈院使、所著述甚多、兹特其一耳、平生履歷、紀於學士大夫、載於家乘及墓誌、爲詳、兹不贅、及嘉靖三十四年、歲次乙卯、九月朔

且奉政大夫太醫院院使致仕男薛己謹書、

四庫全書提要曰、保嬰撮要八卷、明薛鎧撰、鎧字良武、吳縣人、宏治中官太醫院醫士、是編分門纂輯、於幼科證治、最爲

詳悉其、論乳下嬰兒有疾必調治其母、母病子病、母安子安、且云小兒若於服藥、亦當令母服之、藥從乳傳其效自捷、皆前人所未發、其子太醫院院使己、又以其所治驗、附於各門之後、皆低一格書之、後人集己遺書、爲薛氏醫案、此書亦在其中、考卷首蘇州府知府林懋舉序、有請己纂而約之之語、疑鎧但草創此書、其編纂成帙、則實出己手、後人收入己書、蓋由於此、此本爲嘉靖丙辰所刊、猶未編醫案以前單行之帙也、

按

王氏編節齋小兒醫書

未見

按右見于浙江通志引黄氏書目。

劉氏錫活幼便覽

二卷

存

自序曰古人謂良醫治未病猶良相治未亂蓋防微杜漸遠慮深謀則禍亂無自而作深根固本思患預防則疾病無自而生斯理也雖調攝者不可不知而養子者尤不可不謹也古人育子深明此理不惟節受養於形生之後且謹胎教於未生之先不惟審醫療於有疾之日且預防慎於未病之時

故其生子氣質自異、形體自充、既無庸惡陋劣之質、亦無夭札卒暴之患、今之養育者不然、在孕則胎教無素、致使受邪於胚胎之時、養育則專事姑息、又使過傷於萌芽之際、日積月累、釀成疾、受病二三分、父母尚不省悟、至五六分、方知就醫、若遇明哲之士、不致謬妄、亦能挽危就安、倘遇無知鄙夫、不究病源、不治根本、乘急射利、妄投藥餌、卒致告變、此皆父母不謹於始、有以致之也、可勝嘆哉、予以童醫世居新安、自幼迄今、繼述斯業、凡見小兒疾患得於時令天行者、雖嘗隨病救治、亦能取效萬一、然究鄉遠邑、耳目之所不及者、豈能一一救濟、而人人曉告之哉、古人云、施藥不如施方、蓋藥之所及有限、而方之所及無究、予竊以爲施方使治已病、又不若示法使治未病也、古方古法雖詳者、於演山省翁活幼口議、全幼心鑑、錢氏陳氏諸家之書、大行於世、然皆繁多散漫、人不能遍觀而盡識、至於吾祖心法獨得之妙、又皆得之於家傳口授、不能家喻而户曉、於是選擇諸書、參互祖訓、取其養育切要者、三十餘条、編爲一書、名曰活幼便覽、前三十餘条首明保胎原本之理、次著隨時愛養之法、使人視此以爲撫育之節、而不爲姑息所害、後百餘条各究受病之原、隨附經驗急救之方、使人因此以識治療之理、而不爲醫家所誤、間有禀受虧欠、賦命短促、而夭扎疲癃之患、素定於成形之初亦非醫療所能全活又皆備録於其間使人知此而不妄歸罪於醫也噫小兒之科古稱爲難徵言與理千變萬化固非一帙所能盡述然而大畧大法亦不外此故敢僭越編集成帙刋行於世庶幾遠邇皋知養育治療而不致於迷惑失措也若夫因時制宜隨機應變不泥古人之陳跡又神聖工巧之能事豈吾庸愚所能預言者哉正德五年歲舍庚午孟春下澣新安劉錫書

彭氏用光原幼心法

國史經籍志三卷

存

亡名氏保嬰得効方

未見

幼幼全書

未見

按右見于古今醫統

魯氏伯嗣嬰童百問

國史經籍志十卷

存

四明陳氏闕名小兒按摩經

未見

按右見于鍼灸大成

薛氏己過秦新録

一卷

存

自序曰小兒醫名瘂科，蓋以幼稚不能自言病，雖或能言，而亦多不知調攝，噫可謂難也已矣，故治者苟不察兼脉色癖兼子毋量大小虛實而施之，鮮無誤者，余切憫焉，思所以保之，敢摘是科之最要者，説數條，方數枚，聊成小帙，合溪史君拚曰過秦新録，非能由博致約，特欲其簡省易閲，以便初學及鄉僻人士耳，誠採用者，更能臨證制宜，則于病情庶可以畢照之矣。嘉靖庚戌春三月之吉。

按薛氏十六種所輯，題曰保嬰金鏡録。

保嬰粹要

一卷

存

王氏鑾幼科類萃

明志二十八卷

存

朱雲鳳序曰：甚哉醫之難言也，甚哉幼科尤難言也。是故緩急者宜也，輕重者勢也，表裏者别也。知緩急之宜，存乎因得

輕重之勢存乎通、察表裏之別、存于明、是故泥者因之反也
通者局之反也、明者暗之反也、因其宜、通其變、明其故、匪衷
曷達、甚哉醫之難言也、醫幼雖同而異宜、似乎緩而實急、勢
若乎重而實輕、別恍乎表而實裏、幼言之艱也、是故應其緩
則疾、應其輕則危、應其表則敝、匪神曷變、甚哉幼科尤難言
也、幼科而難則已乎、曰、否、醫類則引伸其變、醫萃則推類其
餘、醫之勝書者也、有子贊孔子無以加、曰出乎類拔乎萃、以
之名書、若有弄焉、曰、否、難言而悉、法古而神、自活幼以十小數
十百家、廣大宜朗、首以述、次以衍、終以方、曰述則否者去、曰
衍則意者詳、曰方則變制、若源之有李、由是而得其宜焉由

是而得其勢焉、由是而得其別焉、明其期而易難乎、容湖諱鑾、字文融、懋之之從祖也、世居烏程、自宋及今、以醫名家、數傳而容湖神知幼術、恂恂若儒、求活者若市、年愈耆而業愈精、予暇日懋之以是書求冠爲請、予嘗以亂祈命知容湖、故不佞僭言、

湖州府志曰、王中立烏程人、精于嬰兒方脈、孫以勤、曾孫元吉、世傳其業、至鑾繼業尤精、名動四方、所著幼科類萃行世、

按烏程縣志、以是書爲中立曾孫元吉所著、浙江通志、引黄氏書目曰鑾字元吉、二書似誤、

曾氏守仁保嬰心法

未見

李維禎太醫院吏目魯君墓誌曰：君先世衛郡常山縣人也。國初祖望石爲醫學提領，始徙西安。望石生廷臣，廷臣生世華，世華生一櫝，一櫝生明，明生宗知，宗信，宗朝。宗知生守世、守仁。守身，嘉靖間，章聖獻皇后不豫，諸醫無功，有薦宗朝者，服湯三日而間，拜太醫院御醫。朝無子，以守仁爲後，受其要事，盡其方書。所著保嬰心法行於世，則君父也。大泌山房集

徐氏春甫幼幼彙集

三卷

存

劉氏倫濟世幼科經驗全方

一卷

存

亡名氏活幼濟世全書

醫藏目録卷闕

未見

活幼名方

醫藏目録卷闕

未見

秘傳幼科纂要

醫藏目録卷闕

未見

釋氏如惺普慈秘要

醫藏目録二卷

未見

許氏養冲葆元一鑑

醫藏目録卷闕

未見

何氏繼宗醫機心論

醫藏目録二卷

未見

閔氏道揚保嬰要覽

醫藏目録二卷

未見

賈氏一元保嬰全書

醫藏目録四卷

存

李氏捷小兒脈辨方論

醫藏目録一卷

未見

支氏秉中保嬰直指
國史經籍志五卷　古今醫統作四卷。
未見
姚氏能小兒正蒙
未見
按右見于浙江通志。
秦氏昌遇幼科折衷
未見
按右見于松江府志。
萬氏全育嬰家秘

四卷
存

幼科發揮
二卷
存

自序曰：粤自先祖杏坡翁，豫章人，以幼科鳴，第一世登卒，先考菊軒翁孤，繼其志而述之。成化庚子，客於羅，娶先妣陳氏，生不肖，乃家焉。其術大行，遠近聞而誦之，萬氏小兒科云。爲二世。羅有鉅儒張玉泉、胡柳溪，講明律曆史綱之學，翁知余可教，命從遊於夫子之門而學焉，頗得其傳。翁卒矣，顧其幼科之不明不行也前無作者雖美弗彰後無述者雖盛弗傳不肖之責也故予暇日自求家世相傳之緒散失者集之缺畧者補之繁蕪者刪之錯誤者訂之書成名育嬰家秘以遺子孫爲三世惜乎有子十人未有能而行之者其書已流傳於荊襄閩洛吳越之間莫不曰此萬氏家傳小兒科也余切念之治病者法也主治者意也擇法而不精徒法也語意而不詳徒意也法愈煩而意無補于世不如無書又著幼科發揮以明之者發明育嬰家秘之遺意也吾不明後世君子必有明之者不與諸子恐其不能明不能行萬氏之澤未及四世而斬矣與門人者苟能如尹公他得庾公之斯而教之則

授受得人，夫子之道，弗墜。若陳相雖周孔之道，亦失其傳也。

諸賢勗之哉。萬曆己卯夏至日自書。

孟氏繼孔幼幼集

四卷

存

江寧府志曰：孟繼孔，字春沂，亞聖公裔。宋南渡，以醫名世。居吳門。洪武初，隸太醫院。繼孔幼穎慧，習舉子業，遊焦澹園先生之門，父垂殁，命醫世業，道術日進，聲滿都邑。生平存活嬰稚，未可數計，每痘疹流行，間從群兒遊嬉中，預決生死，無不奇中。性通脱不羈，所得金錢，悉推予貧乏，隨手輒盡。殁之日，

囊無餘物所著有幼幼集

馮氏其盛幼科輯粹大成

十卷

存

氏小兒雜證便蒙捷法

十卷

存

亡名氏秘傳小兒二十二方

未見

牛黄鎮驚錠子方

一卷

未見

田氏闕名保嬰集

一卷

未見

按右見于也是園書目

亡名氏小兒推拿秘訣舊題周于蕃撰

明志一卷

存

自序曰小兒推拿之説其來已舊而書不槪見焉自余年廿

也乃始舉長子且多疾有黄冠善此術請試之覺驗然得自口授習而不察語亦不詳也顧不佞每留心此書忽一旦偶得之若有所授之焉者然又不無錯謬因細心歷訪諸方士暨凡業此術者陸續參訂有得即録之漸次明書盈幾欲梓之以傳世適上庸長令甲吾張侯天植仁慈雅志懷少且此中俗尚巫教病者往往誤傷無算侯深悼之故一見其書輒付之梓而屬不佞引其端余惟小兒無七情六慾之感第有風寒小濕傷食之證且初生藏府脆薄不經藥餌稍長又畏藥難於惟此推拿一着取効於面步掌股皮骨之間蓋面步掌股與藏府相連醫者以一色而覘人氣候以一脉而診人休

咎，故可思矣。得是書者，儻能察其病證，循其宄道，施以手法而汗吐下三者，尤能得訣。大者又稍兼以藥餌，未有不隨試而隨効者也。真足補造化之不及哉。而張侯命梓之意，利亦溥矣。敬書之以告諸同志者。萬曆乙巳秋，楚人周于蕃書。

按是書據周序，非其所自著。萬曆中劉氏喬山梓行急救小兒推拿法二卷，署曰太醫院姚國禎述輯。又萬曆甲辰胡連璧校刊治嬰秘旨推拿方脉一卷，題曰金谿龔雲林述譔，太醫姚國禎補緝。其說並與是書同，而查胡序，似出于其手者。龔居中幼科百効全書序，余家庭授受療男婦之法，奇正不一，獨小兒推拿，尤得其傳轉關呼吸，瞬息回春，一指可賢於十萬師矣。而其法與亡名氏《慈幼秘傳》、李盛春《醫書十種》及是書所載不異，則推拿之術，未審出乎何人。《明志》題周于蕃撰，今不從也。

龔氏《壽世全書》幼科百效全書三卷 存

亡名氏《慈幼秘傳》一卷 存

保幼全書

一卷

闕

馮氏國鎮幼幼大全

五卷

未見

河南府志曰、馮國鎮洛陽人、通幼科、年九十餘、尚健步、強壯者追之弗及、人稱爲地仙云、其子三錫庠生、孫松相世其業、所著有痘疹覩要幼幼大全五卷、

許氏學文保赤正脉

未見

合肥縣志曰，許學文少習儒，長精於醫，尤善痘科，多所全活，所著有痘科約言、保赤正脈二書，刻孫真人寶訓以勸醫者。

程氏公禮保赤方略

未見

按右見于國書集成藝術典引幼幼全書。

王氏肯堂幼科證治準繩

九卷

存

自序曰，醫家以幼科爲最難，謂之啞科，謂其疾痛不能自陳說也、稱黄帝之言曰、吾不能察其幼小、爲别是一家調理耳、吾獨謂不然、夫幼小者、精神未受七情六欲之攻、藏府未經八珍五味之漬、投之以藥、易爲見功、猶膏梁之變難窮、而藜藿之腹易効也、何謂難乎、然古今輯是科書、未有能善者、如心鑑之蕪穢、類萃之粗略、新書則有古無今、百問則掛一漏萬、皆行於世、未足爲幼科準繩也、故吾輯爲是編、而麻痘一門尤加詳焉、平生聚麻痘書百數十家、率人所寶秘、千金不傳者、然多猥陋、不足采擇、益可以見世之無具眼矣、或曰、夫人之病、無論男女長幼、未有能越五藏者也、予於它科、不分五藏、而獨幼科分之、何居、曰、正以精神未受七情六慾之攻、藏府未經八珍五味之漬獨有藏氣虛實勝乘之病耳粗工不能精究而臆指之曰此爲內傷此爲外感此爲痰此爲驚此爲熱妄投湯丸以去病爲功使輕者重重者死亦有不重不死幸而得愈者然已傷其真元夭其天年矣吾之獨分五藏以此也大中丞沈太素公從大梁寄余俸金百以助刻費而是書稿適成遂鳩工刻之又踰年始竣因序而識之使後之人有教焉時萬曆三十五年歲在丁未夏五十有三日念西居士王肯堂字泰甫書

傅氏紹章　幼科捷徑

四卷

存

王氏大編嬰童類萃

一卷

存

李氏盛春小兒形證研悦

二卷

存

沈氏惠扁鵲遊秦

未見

松江府志曰沈惠字民濟華亭人幼得異傳爲小兒醫能起

死者嘗從浦南歸，聞岸上哭聲甚悲，問知某氏僅一子，自塾中歸暴絶，惠走視其胸次尚温，作湯劑灌之，遂甦。有富家子患痘危劇，已治木矣，藥之而愈，取其棺以施貧兒。惠以小兒醫多秘其書不傳，乃覃思博考，著書九種行世，詳見藝文志。學者以爲津梁。

全嬰撮要

未見

決證詩賦

未見

金口獨步

未見

藥能

未見

活幼心書

未見

方家法珍

未見

得効名方

未見

雜病秘術

未見

按右九書見于松江府志藝文部

歐氏士海保嬰録

一卷

存

岳氏嘉甫保嬰全編

未見

按右見于醫學正印

吴氏元瀇兒科方要

一卷

存

自序曰夫兒科者古人謂之啞科止可望聞不能問切者也兒以芽稱正如春艸初生之芽極其脆嫩最難調護者也其間虛實難知寒熱莫測一有不安即望聞猶不足恃假此時稍有失手便涉危疑豈可不細加詳審而槩以淩削猛冽之劑輕試漫嘗之哉夫嬰兒之在襁褓時雖無七情六慾之擾而有陰陽虛實之乘其證若痘疹變蒸臍風撮口夭吊內吊重舌木舌解顱　瘡等此原因胎毒之所致若吐瀉驚疳睇風癇搐瘧痢傷風傷寒傷食發熱等此因外失調護之所致其爲病亦多端矣夫病多端則治法宜詳且慎要以按候審

氣據理察源消息往來一一不謬然後可以對證之方藥投之余每見庸人不辨是非惟以口傳道聽之方一槩混用往往至於相悞即如一腹痛也有寒有熱有實有虛有食積虫積種種不同倘見一方曾驗輙使試人果熱者效矣則寒者悞之實者效矣虛者受害余常見此有感于懷故述余父道川公先年與邵恩齋公俞小亭公相與辨論較正經驗之方而又參以表裏虛實寒熱之用凡小兒性情體氣之微感受經絡之次化裁通變有可用於此不可用於彼者有可用於前不可用於後者務令表裏安位虛實得宜總爲有用之方所施必驗之劑也彼育嬰之家得是說而求之按書知理自

不見悞于庸醫而生生之機無忌逆折又何待問切而後知也哉余向有痘科切要一書廣之於世茲集爲小兒諸證切要之用故仍名之曰兒科方要云崇禎戊寅孟春月光禄寺署丞古歙吳元溟澄甫氏識

杭州府志曰吳元溟字澄甫自歙徙錢塘先世精於醫萬曆間浙大疫從父道川治療日活數十百人晚年述父意著書曰痘科切要兒科方要事繼母以孝聞女弟寡無所依迎養於家終身無間言故人程生負課千金久繫元溟代償之崇禎庚辰歲大饑元溟出槖金於江右糴米五百斛悉散與親故年八十二而卒子孫至八十餘人

燕氏士俊保嬰集
未見
德和縣志曰：燕士俊家貧力學，乙酉江南兵敗入浙，俊奉母避梁渚，母驚憂成疾，禱天剪股肉，母病得痊。後山寇肆掠，母病不起，哀毀幾於滅性，終身布衣蔬食，其至孝性成如此。祖志學，向醫名世，俊發其秘笈，潛心默識，治病每多奇効，所得即周貧乏。著有保嬰集，未成而卒。

汪氏琪痖幼綱目
九卷
未見

汪琪曰、濟陰綱目之後、有慈幼綱目、即證治準繩之幼科也、復增圈點、詳加評釋、亦如是編之精詳、梓以問世、蓋濟陰所以扶陽地天于焉常泰、而慈幼即以康老運會用是咸亨、

保生碎事

一卷

存

四庫全書提要曰、保生碎事一卷、國朝汪琪撰、是書又名慈幼外編、錄小兒墮地時、至七日內醫療之事、如拭口斷臍浴兒稀痘各法、寥寥數則、大約取其便於檢用、非保嬰之全書也、卷末一條云、有濟陰綱目及慈幼綱目、即鐫行、則是書之

成，猶在《濟陰綱目》之前，其《慈幼綱目》自謂即《證治準繩》之幼科，加以評釋，今未見其本。

談氏（金章）幼科誠書

十六卷

存

王氏（宏翰）幼科機要

未見

按右見于《吳縣志》。

程氏（雲鵬）慈幼筏

十二卷

存

自序曰：余少攻舉子業，未知靈素之理，迨先慈以瘧亡，荆婦以血死，三男二女夭于驚與痘，乃不能無疑于世之所謂醫者，遂盡發家藏軒帝以下書，凡一千七百九十餘卷，晝誦夜思，有得則痛哭失聲，手揮頷頭觸，而不可止，蓋先慈之瘧，爲崩證將成，往來寒熱，治宜滋水，荆婦之血，爲經期逆行，血隨火泛，宜因其勢而導之使下，醫乃以青皮草菓治先慈，以三七血餘治荆婦，尅損真元，遏抑營氣，至使水涸血凝，而不可救，傷哉，余兒賦質素虛，出痘值嚴冬之候，識時務者，自應調氣助血，俾痘無壅遏，救切何難，乃日事石膏明粉犀角羚羊，芩連梔柏冰伏其生生之氣竟致不起次子感寒吐瀉醫與抱龍及發散之品風門大開頭搖目視復進牛黄紫雪而死豈知藏氣消長易虛易實此等當温中補脾耶歲丙子余容廣陵與門人成生聘討論古今醫籍著書七種聘慨欲先以幼科行世問於余師師曰近世醫學非庸即妄庸者學陋自室守一師說而不能變通妄者私心穿鑿而不能察乎微渺嗟乎今之醫亦可以自反矣余欲何言無已則以七書之旨畧陳之一曰靈素微言素問五藏七府世僅列六有包絡而無三焦有三焦而無包絡胃者腎之關易作腎者胃之關一字之譌陰陽顛倒易由消納又如真人聖人等論尤非儒者

所可混同，均加辨晰。一曰脈覆，叔和之書，僞亂難憑，李士材依素問考據甚悉，分列二十八字，窺深迎浮，後生小子，殊苦尋究初氣二氣之說，又未能脗合歲運，是用正之。一曰傷寒答問，仲景法象高深，泛無入手，求而不觀，臨證昏昧，因就一二門士之問，而淺示之，使易通曉。一曰醫貫別裁，趙氏撮李薛之要，最爲直截，而指（措）引不純，主張大過，慵慢者挾爲秘本，將欲廢業一切，遺害非小，余爲汰去支辭，補入諸家雜證方論，頓覺改觀。一曰醫人傳，軒岐而下，代不乏人，採輯成編，表其切能，闡其謬悞，學者獲所適從，生民安得無濟。一曰慈幼筏，錢陳肯有分途，斯世盛傳金鏡，稚陽純氣，不任溫補，理固宜然膠柱一端、抹殺名理、畀夫變婦皆可言醫、所謂家貧異傳、讀書亂覺多事、嗟乎無知幼孩、惡能堪此、一曰種嗣玄機、天地雖極凝寒、生理未嘗謝絶、元精不畜、恣情于方士金丹、或閉塞于窮愁哀怨、或　膏腴、或疲于奔命、自棄而已、天地何心、又有堅持經朔之談、妄冀葭吹六管、捕影捉風、徒令若敖氏笑而引爲同病、七書義類如此、聘欲以慰幼先之憫、赤子之呼號而無告耳、余忍叙之哉、吾母吾婦、吾子若女、九原之下、方且怨恨余不學于二十年之前、而抱哀痛于無窮、然猶幸得學于二十年之中、爲足以承吾父之歡心、而目前之子若女、似我長也、抑幸得施諸二十年之後、天下之父母之

子若女不至短折而死于庸妄之手也甲申花朝前一日香夢書生書

葉氏其蓁抱乙子幼科指掌遺藁

五卷

未見

陳氏復正幼幼集成

六卷

存

小引曰聞昔自三墳啓秘神聖迭興本草内經昭垂星日蓋聖人繼天立極位育爲功念夭壤之間陰陽代謝運氣推遷至

之先後已無成規應之遲早雖有定律其間六淫勝復釀爲
災眚衰此蒼黎能無因是而夭扎者此岐濵十世之傳帝啓
九章之問而有醫氏之學也伏讀黄帝之謂岐伯曰至哉聖
人之道天地大化非夫子孰能通之請藏之靈蘭之室非齋戒
不敢示夫聖如軒皇而於醫事崇尚若此豈非痌瘝一體胞
與爲懷欲登萬世斯人於仁壽者歟素問而下如伊尹湯液
皇甫謐甲乙秦越人問難張仲景金匱王叔和脉經陶弘景
肘後此數公者雖曰祖述靈素其實以作爲述自兹而往醫
事寥寥雖著作者代不乏人求其無偏無陂實難多覯唯明
末李時珍張景岳喻嘉言迭出闡明金匱發洩内經掃蕪穢

而返清純有功於醫事者不小然數人雖產明代而其書始盛行於康熙初年大爲世用蓋由聖天子臨御德孚中外仁協萬方近纂醫宗金鑑遍周海宇將見民無疵癘物遂生成故預產明良以勷位育之功非偶然矣唯幼科一門不無遺憾雖嘉言徵啓其端其言未竟予每讀驚風之書未嘗不三嘆而流涕也予幼稟羸多病於醫家色脈之要頗嘗究心長際仙師授金丹火符性命之秘嗣是遨遊海嶽甚遇同儔竹杖芒鞵行蹤幾半宇內凡紳衿士庶名公鉅卿以及至賤至微者蓋嘗隨緣而方便之其臨證救治之多有非筆楮所能罄第念驚風之說在在訛傳莫獲辯而正之生使無辜嬰稚

枉受貽殃，前後相仍，迄無底止。茲將驚風之說，概爲刪訂，而附以一得之愚，自稟予胎元火功爍爻，以及雜說麻痘湯火瘡瘍，無不周備，彙爲六卷，計數十萬言，書成付梓，顏曰幼幼集成。其中診治權衡，一遵經旨，間或偏枯，務期有當於理，無害於人而後已。非敢妄議前人，逞其一隅之見，第念保赤誠求，不中不遠，此書不無萬一之助。勿忍終默，而息心不辭狂瞽，呈政大方，豈曰井海甕天，立言啓後，亦聊體古聖仁民愛物之心，欲自效其負暄之悃云爾。維大清乾隆十五歲次庚午孟春月，羅浮陳復正飛霞氏書於遂陽之種杏草堂。

凡例曰：幼科之書，幾於汗牛，其驚風之傳，誠多謬誤，喻嘉言陳遠公程鳳雛業已闡之，指出病痙，惜未申明病痙之由，與治痙之法，仍無著落，不足服人。予茲徹底揭破，以傷寒、病痙、雜病致搐，併竭絕脫證，分爲三則，以搐字繫之，曰誤搐，曰類搐，曰非搐，條分縷晰，證治判然，名目既正，治療不惑，周虛中曰，聞此三大法門，可濟無窮夭札。一幼科論證，悉以陽有餘陰不足立說，乖誤相承，流禍千古，後人誤以嬰兒爲一團陽火，肆用寒涼，傷敗脾胃，古初稟受敦龐，貽害猶淺，今非昔比，怯弱者衆，古方今病，每多齟齬，是故聊爲刪訂，非敢輕前人而執己見，蓋亦因時制宜之用也。一痘科之書，如馮氏陳氏聶氏萬氏，雖皆不爲無見，而實繁簡不侔，又惟萬氏明顯可以濟急惜原板燬於明末康熙二年復梓者則豕亥盈篇魯魚過半詩歌　韻全亡證論先後重複識者鄙之予甚惜焉因爲詳悉刪潤纂入以成全璧　一火功爲幼科第一要務濟急無捷於此奈從前所傳悉犯闢門逐盜之戒不惟無濟而反有害今以異授神火繪圖作歌公諸同志急迫之濟可以回春頃刻

沉氏全嬰幼科釋謎

六卷

存

醫籍考卷七十五